Erich Voegeli

Grundelemente der
Skelettradiologie

Erich Voegeli

Grund-
elemente der
Skelett-
radiologie

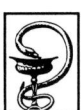

Verlag Hans Huber Bern Stuttgart Wien

CIP-Kurztitelaufnahme der Deutschen Bibliothek

Voegeli, Erich:
Grundelemente der Skelettradiologie / Erich
Voegeli. — Bern, Stuttgart, Wien: Huber,
1981.
  ISBN 3-456-81057-1

© 1981 Verlag Hans Huber Bern
Herstellung: Satzatelier Paul Stegmann Bern
Druck: Lang Druck AG Liebefeld-Bern
Printed in Switzerland

Inhaltsverzeichnis

Vorwort

In der Röntgendiagnostik ganz allgemein — speziell aber in der Skelettradiologie — gibt es prinzipiell zwei Wege, um zu einer Diagnose zu gelangen. Der eine wird dadurch beschritten, dass der Untersucher die von ihm festgestellte Läsion in seinem «optischen» Gedächtnis mit ähnlichen, ihm bekannten Fällen vergleicht. Diese Art der Diagnosestellung beruht auf dem Prinzip des «déjà vu». Sie ist nicht nur wegen inhärenter Täuschungsmöglichkeiten die ungeeignetere, sondern auch deshalb, weil sie eine langjährige Erfahrung voraussetzt und demzufolge besonders für den Anfänger eine untaugliche Methode darstellt. Die zweite, weitaus erfolgversprechendere Art der Diagnosestellung besteht darin, das Röntgenbild nach strengen, morphologischen Kriterien zu analysieren, d.h. den radiologischen Befund zunächst in Einzelsymptome zu zerlegen und diese dann, gewissermassen wie Bausteine, zu einer Diagnose zusammen zu fügen.

Sinn und Zweck dieses Buches ist es, den im angelsächsischen Sprachraum schon seit Jahren mit Erfolg geübten «analytic approach» aufzuzeigen.

Die textliche Gestaltung, insbesondere was die tabellarischen Übersichten betrifft, erfolgte denn auch nach amerikanischem Vorbild. Neben den theoretischen Ausführungen galt das besondere Augenmerk natürlich den in einem Radiologie-Buch unerlässlichen Illustrationen. Für deren sorgfältige und mit grossem Arbeitsaufwand verbundene Wiedergabe möchte ich an dieser Stelle Herrn J. Blättler, dem Fotographen des KSL, sowie auch unserem Herrn P. Wyss für seine hilfreiche Assistenz, meinen herzlichsten Dank aussprechen. Die mit grossem Geschick gestalteten, dem besseren Verständnis dienenden Zeichnungen verdanke ich Herrn M. Nuber, Graphiker in Kastanienbaum (LU). Dankbar bin ich auch den Sekretärinnen R. Barmettler und B. Kissel für ihre grosse Arbeit bei der Abfassung des Manuskriptes, sowie — last but not least — dem Verlag Hans Huber in Bern, für die vortreffliche Drucklegung des Buches.

Luzern, 1981   E. VOEGELI

7

Einleitung

Die Röntgenuntersuchung stellt zweifelsohne einen integrierenden Bestandteil der Diagnostik von Erkrankungen des Skelettes dar. Obgleich sich die Indikation zu ihrer Anwendung aus dem klinischen Befund ergibt, darf die Rolle der Radiologie jedoch nicht einfach in der Bestätigung der klinischen Verdachtsdiagnose gesehen werden. Die auf eine blosse Dokumentation ausgerichtete Anfertigung von Röntgenaufnahmen verleitet leicht zu oberflächlicher, radiologischer Befundhebung, welche die Möglichkeiten der Röntgendiagnostik in keiner Weise auszuschöpfen vermag. Die volle Information liefert die Röntgenuntersuchung nur dann, wenn sie einerseits kompetent durchgeführt, andererseits primär aufgrund spezifisch-radiologischer Kriterien und nicht nach klinischen Gesichtspunkten interpretiert wird. Dies bedeutet keineswegs, dass die radiologische Diagnosestellung vollständig losgelöst von der klinischen erfolgen soll. Im Gegenteil ist die Integration der Röntgendiagnose in die klinische unerlässlich. Dabei gilt es jedoch zu berücksichtigen, dass beide sich nicht nur gegenseitig bestätigen, sondern auch in Frage stellen und ergänzen können. Um der Forderung nach einer korrekten, radiologischen Aufnahmetechnik und einer aussagekräftigen Interpretation der Röntgenuntersuchung gerecht zu werden, ist die Kenntnis der röntgenmorphologischen Grundelemente sowie gewisser Grundsätze der Untersuchungs- und Interpretationstechnik unerlässlich.

In einem ersten Kapitel werden deshalb *spezielle aufnahmetechnische Belange* erörtert, welche vor allem dem besseren Verständnis für die Möglichkeiten, insbesondere aber auch für die Grenzen der radiologischen Skelett-Diagnostik dienen sollen. Die Tatsache, dass mit Hilfe der Röntgenstrahlen Aufschlüsse über den strukturellen Aufbau des Knochens gewonnen werden, macht die röntgendiagnostische Betrachtungsweise in erster Linie zu einer morphologischen. Damit setzt sich die Radiologie in enge Beziehung zur Pathologischen Anatomie. Tatsächlich wird bei der Interpretation eines Röntgenbefundes versucht, das radiologische Substrat dem pathologisch-anatomischen gleichzusetzen, wobei sich dieses Vorgehen nicht nur auf die grobe Morphologie beschränkt, sondern auch auf den feinmorphologischen Bereich ausdehnt. Die auf eine möglichst enge Korrelation mit der Histopathologie ausgerichtete Analyse struktureller Veränderungen im Röntgenbild stellt den Inhalt des 2. Kapitels und zugleich die Grundlage der radiologischen Skelett-Diagnostik dar. Klar ersichtlich wird die ausschlaggebende Bedeutung dieser *morphologischen Grundelemente* vor allem im 3. Kapitel, welches die wichtigsten, nach pathogenetischen Gesichtspunkten gegliederten Knochen- und Gelenkserkrankungen zusammenfasst. Dabei geht das zentrale Anliegen dieses Buches nicht dahin, einen umfassenden Überblick über die *spezielle radiologische Diagnostik der Skelett-Erkrankungen* zu vermitteln, sondern vielmehr die spezifisch-radiologischen Kriterien aufzuzeigen, die für eine korrekt durchgeführte und damit auch informative Röntgenbildanalyse unerlässlich sind. Aus dem Gebiete der traumatologischen Röntgendiagnostik sind in einem letzten Kapitel lediglich die in der Regel weniger bekannten, jedoch äusserst wertvollen *indirekten Frakturzeichen* herausgegriffen. Sie sind deshalb von Bedeutung, weil sie das Vorliegen einer Fraktur anzeigen, auch wenn dieselbe auf den üblicherweise durchgeführten Aufnahmen im anteroposterioren und seitlichen Strahlengang aus den im ersten Kapitel angeführten Gründen nicht zur Darstellung kommt und deshalb mittels Zusatzaufnahmen gesucht werden muss.

Grundlagen der Untersuchungstechnik

Das Ziel der röntgenologischen Abbildung eines Objektes ist die möglichst korrekte Wiedergabe desselben. Da die Röntgenstrahlen sich geradlinig ausbreiten wie die Lichtstrahlen, entsteht bei einer Röntgenaufnahme die Abbildung eines Objektes im Prinzip nach den gleichen geometrischen Gesetzen wie sie beim Zustandekommen eines Schattenbildes auch für optisches Licht gelten. Analog einer Fotografie ist nämlich auch auf dem Röntgenbild ein an sich dreidimensionales Objekt flächenhaft abgebildet, obgleich Röntgenstrahlen – im Gegensatz zu Lichtstrahlen – Materie zu durchdringen und dadurch ein Objekt nicht nur in seiner Länge und Breite, sondern auch in der Tiefe wiederzugeben vermögen. Dieser Eindruck von Transparenz bringt es mit sich, dass auf

einer Röntgenaufnahme, trotz ihrer zweidimensionalen Abbildungsgeometrie, die dritte Dimension aufgrund anatomischer Kenntnisse abgeleitet wird. Diese Möglichkeit verleitet zur irrigen Annahme, dass die Röntgenuntersuchung in einer einzigen Strahlenrichtung zum Nachweis oder Ausschluss eines krankhaften Prozesses durchaus genüge. Dabei wird jedoch die entscheidende Tatsache ausser acht gelassen, dass hintereinander gelegene Teile eines Objektes auf dem Röntgenfilm an der gleichen Stelle zur Abbildung gelangen. Diese Summation oder Superposition verunmöglicht u.a. die genaue, räumliche Zuordnung der einzelnen Objektteile und birgt dadurch die Gefahr von Fehlbeurteilungen in sich *(Abb. 1)*. Derartige Irrtümer lassen sich dadurch vermei-

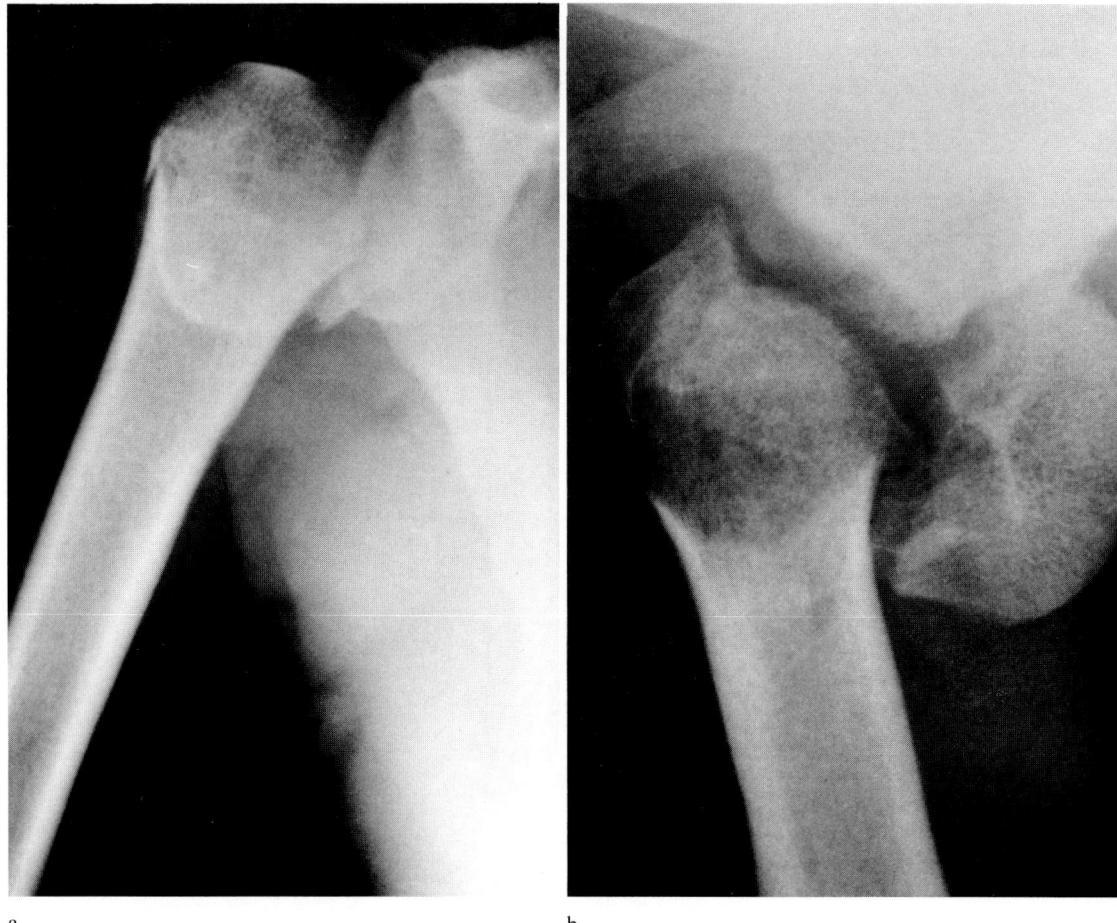

a   b

Abb. 1a: Die ap-Aufnahme der rechtenSchulter (nach einem Sturz) lässt eine verkeilte, subkapitale Humerusfraktur vermuten.

Abb. 1b: Die Untersuchung in axialer Richtung fördert eine auf der ap-Aufnahme (Abb. 1a) nicht erkennbare dorsale Luxation des Humeruskopfes zutage.

den, dass Röntgenuntersuchungen grundsätzlich in zwei – vorzugsweise senkrecht zueinander stehenden – Aufnahmerichtungen durchgeführt werden. Auch bei strikter Befolgung dieses Grundsatzes lässt es sich allerdings nicht vermeiden, dass ein bestimmtes Detail infolge Überlagerung nicht wahrgenommen werden kann. Eine Frakturspalte z. B. ist dann am deutlichsten erkennbar, wenn sie mit ihrer grössten Ausdehnung parallel zur Strahlenrichtung verläuft, also gewissermassen hochkantig zur Abbildungsebene steht, während sie in einer von der Hochkantlage abweichenden Aufnahmerichtung der Erfassung entgehen kann *(Abb. 2)*.

Wegen dieses Hochkanteffektes sind zur Diagnostik einer Fraktur neben den üblichen anteroposterioren und seitlichen Standardaufnahmen unter Umständen Schrägaufnahmen oder sogar Tomogramme erforderlich, deren Indikation sich aus dem Vorliegen von indirekten Frakturzeichen stellt (siehe Seite 80). Der Summation ist ferner zuzuschreiben, dass ein zentral im Knochen gelegener Krankheitsprozess nur ungenügend oder überhaupt nicht wahrgenommen werden kann. Dies trifft insbesondere für Spongiosadefekte zu, die von den umgebenden, intakten

Knochenbälkchen gewissermassen «verdeckt» werden und sich deshalb oft nur mittels Tomographie eindeutig erfassen lassen. Klassische Beispiele dafür liefern Wirbelmetastasen und Wirbelkavernen (siehe Seite 44), jedoch auch neoplastische und entzündliche Defektbildungen im Bereiche der langen Röhrenknochen (siehe Seite 43).

Ausser der Berücksichtigung der aufnahmetechnischen Voraussetzungen, die neben der Abbildungsgeometrie selbstverständlich auch eine korrekte Exposition (d. h. richtige Spannung, Stromstärke und Belichtungszeit) einschliessen, erfordert die Röntgenuntersuchung ein systematisches Vorgehen bei der Interpretation der angefertigten Aufnahmen. Die Vorteile einer konsequent durchgeführten Bildanalyse, welche von den Weichteilen über Konturveränderungen des Knochens bis zur Alteration der Knochenstruktur reicht, bestehen vornehmlich darin, diskrete Befunde nicht zu übersehen. In diesem Zusammenhang sind insbesondere auch Vergleichsaufnahmen der gesunden Gegenseite (z. B. linke und rechte Extremität) von grossem Nutzen.

Zusammenfassend sollte bei der radiologischen Abklärung ossärer Krankheitsprozesse stets nach folgenden Richtlinien vorgegangen werden:

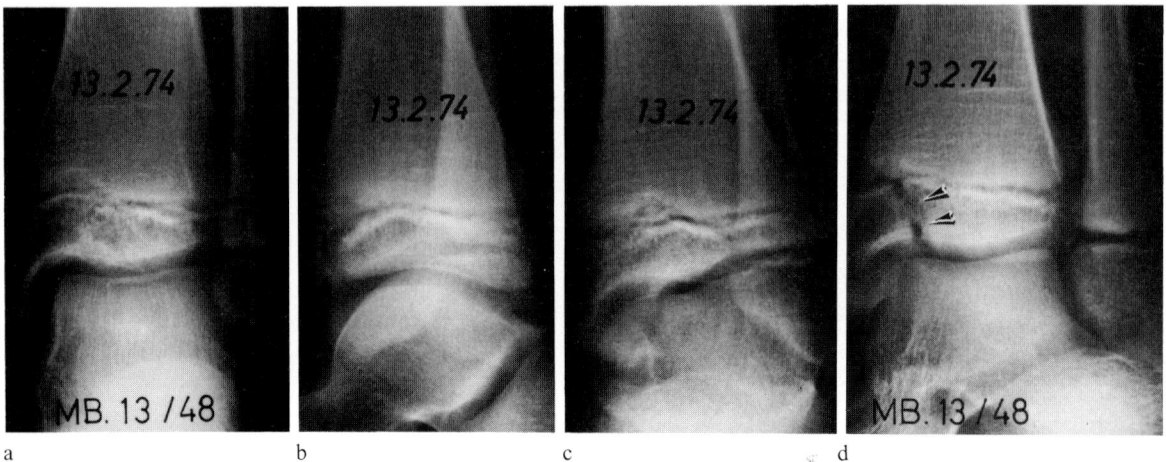

Abb. 2: Linkes OSG ap (a), seitlich (b), aussen- (c) und innenrotiert (d). Die Fraktur (▷) ist nur in einer der insgesamt 4 Aufnahmerichtungen erkennbar.

Untersuchungsschema der Skelettröntgendiagnostik

1. Mindestens 2, senkrecht zueinander stehende Aufnahmen
2. Wenn nötig, Vergleich mit der gesunden Gegenseite
3. Systematische Analyse der Röntgenaufnahmen:
   - Weichteile
   - Knochenkontur (Deformation, Periostreaktion)
   - Kompakta
   - Spongiosa
   - Lokalisation der Läsion:
     - Epi-, Meta-, Diaphyse
     - zentral, exzentrisch
   - Anzahl der Läsionen: solitär, multipel
   - Alter, Geschlecht, Beruf des Patienten

Morphologische Grundelemente

Die Möglichkeiten des Knochens, auf einen Krankheitsprozess zu reagieren, sind äusserst beschränkt, indem Abbau und Anbau die einzigen Reaktionsformen darstellen. Die radiologischen Manifestationen dieser Abbau-und Anbauvorgänge sind jedoch derart vielgestaltig, dass die Diagnosestellung erhebliche Schwierigkeiten bereiten kann. Erleichtert wird dieselbe durch die Einhaltung eines im ersten Kapitel aufgezeigten Untersuchungsschemas einerseits, sowie durch die Kenntnis und Anwendung der nachfolgend erläuterten röntgenmorphologischen Grundelemente andererseits.

Osteopenie

Osteopenie bedeutet quantitative Verminderung des Knochengewebes und damit erhöhte Strahlendurchlässigkeit. Letztere ist der Grund dafür, dass der Begriff «Osteopenie» fälschlicherweise oft als Synonym für «Osteoporose» verwendet wird. In der Tat stellt die Osteopenie einen Sammelbegriff dar, welcher neben der Osteoporose auch die Osteomalazie sowie den Hyperparathyreoidismus einschliesst und lediglich die den 3 genannten Prozessen gemeinsame Vermehrung der Strahlendurchlässigkeit charakterisiert.

Osteopenien

– Osteoporose
– Osteomalazie
– Hyperparathyreoidismus

↓

Gemeinsames, radiologisches Charakteristikum:

Erhöhte Strahlentransparenz

Bei der simplen Feststellung erhöhter Strahlentransparenz, d.h. vermehrter Schwärzung auf dem Röntgenfilm, ist jedoch einerseits zu berück-

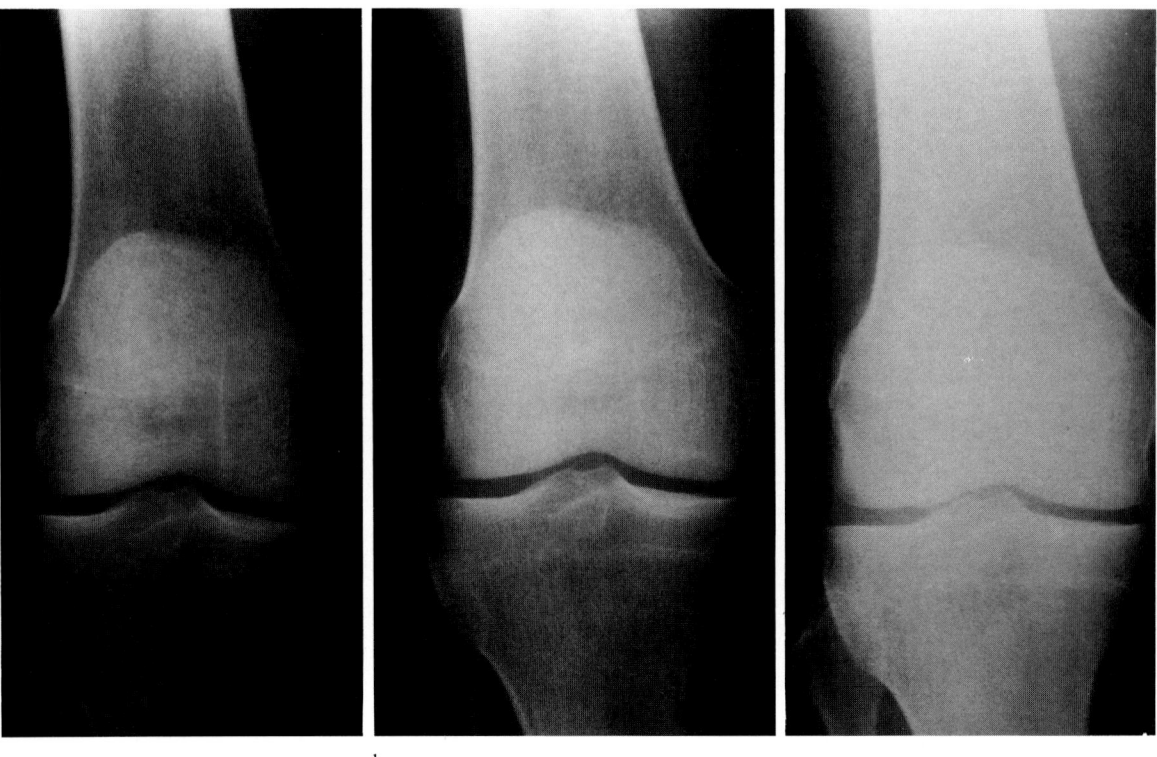

a   b   c

Abb. 3: Expositionsunterschiede: a = 75 KV, b = 65 KV, c = 55 KV.
Bei zu starker Exposition (a) wird eine erhöhte Strahlen-Transparenz vorgetäuscht.

sichtigen, dass eine solche auch durch die Aufnahmetechnik (Überexposition) vorgetäuscht sein kann *(Abb. 3)*. Andererseits ist eine mindestens 30%ige Reduktion der Knochensubstanz erforderlich, um hinsichtlich der Strahlenabsorption einen fassbaren Unterschied zum gesunden Knochen zu bewirken.

Osteoporose

Die Osteoporose ist histomorphologisch durch einen Mangel an normal mineralisiertem Knochengewebe charakterisiert. Sie ist Ausdruck einer negativen Bilanzstörung im Knochenumbau, welche entweder durch vermehrten Knochenabbau oder ungenügenden Knochenaufbau entsteht. Die Bilanzstörung kann vorwiegend die Spongiosabälkchen oder die Kompakta, oder beide in gleichem Ausmass betreffen. Anatomisch liegt ihr eine Verschmälerung und eine zahlen-

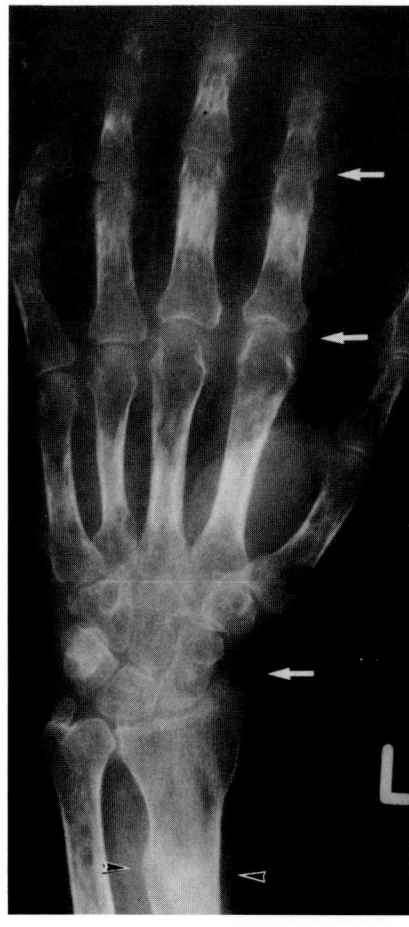

Abb. 4: Sudecksche Atrophie.
Akute, fleckenförmige (paraartikuläre) Osteoporose (→) nach Vorderarmfraktur (▷).

mässige Verminderung der Knochenbälkchen sowie eine exzentrische Verschmälerung der Kortikalis mit Ausweitung der Haverschen Kanäle zugrunde. Letzteres wird als Spongiosierung der Kompakta bezeichnet (Abb. 5).

Die Röntgensymptomatologie der Osteoporose ist von der Ursache unbeeinflusst. Prinzipiell wird zwischen der *akuten* und *chronischen Osteoporose* unterschieden. Erstere tritt in der Regel in umschriebenen Bezirken (häufig gelenknahe) auf und ist in spezifischer Weise durch eine fleckförmig erhöhte Strahlentransparenz charakterisiert. Prototyp der fleckförmigen, akuten Osteoporose ist die *Sudecksche Atrophie,* welche eine schmerzhafte, mit Weichteilschwellung einhergehende, posttraumatische Osteoporose unklarer (evtl. neurovaskulärer) Pathogenese darstellt *(Abb. 4)*. Sie führt zu einer fast vollständigen Spongiolyse der proximalen und distalen Metaphyse der Phalangen und Metakarpalia, die sich mit einer ebenfalls erheblichen Spongiosierung der Kortikalis verbindet. Lokalisierte, akute Osteoporosen sind aber auch Begleiterscheinungen entzündlicher Prozesse (siehe Seite 41).

Im Gegensatz zur akuten Osteoporose tritt die *chronische Osteoporose* meist in generalisierter Form auf *(Abb. 5 – 7)*. Der Knochengewebsschwund führt sowohl zu einer Verschmälerung der Spongiosabälkchen als auch zu einer Abnahme ihrer Zahl. Die zahlenmässige Reduktion findet sich besonders in den Arealen ausserhalb der Zug- und Drucklinien. Typisches Beispiel dafür ist die Osteoporose des proximalen Femurs mit vollständigem Spongiosaausfall im Trochanter major und im Wardschen Dreieck des lateralen Schenkelhalses *(Abb. 6)*.

Im Bereiche der Kortikalis manifestiert sich die Osteoporose in einer Spongiosierung vor allem der inneren Schichten. Dadurch weist die verdünnte Kortikalis eine unregelmässige, endostale Begrenzung auf (Abb. 5); trotz ihrer Verschmälerung erscheint sie relativ zur strahlendurchlässigen Spongiosa dichter, was z. B. an den Wirbelkörpern den Eindruck einer verstärkten Rahmenstruktur vermittelt. Im Bereiche der Wirbelsäule hat die mit dem Knochenschwund verbundene Reduktion der Belastungsfähigkeit zudem Einbrüche der Wirbelkörper – Deck- und Bodenplatten und damit deren keilförmige oder bikonkave Deformation (Fischwirbel) zur Folge *(Abb. 7)*.

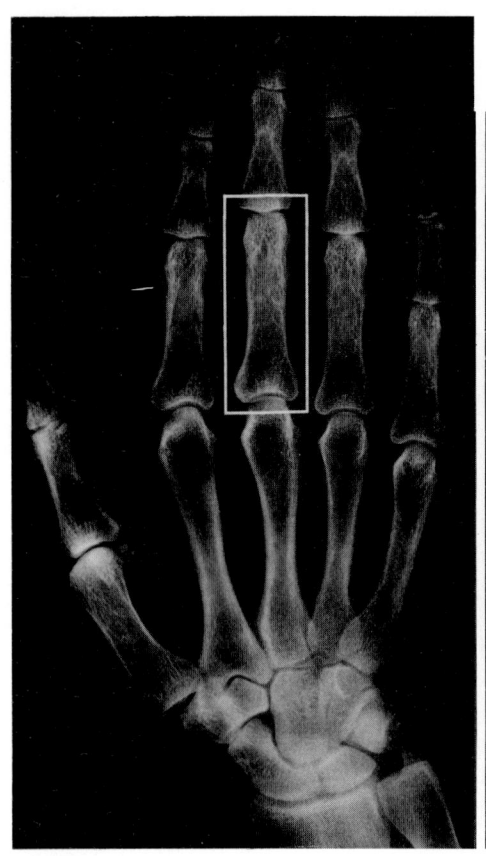

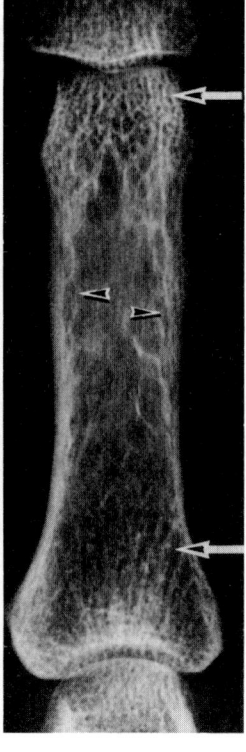

Abb. 5a: **Chronische Osteoporose** (vergleiche dazu normale Hand in Abb. 5b). Vermehrte Strahlentransparenz. Verschmälerung der Spongiosabälkchen mit stärkerem Hervortreten derselben (→).

Spongiosierung der Kortikalis: Verschmälerung und spongiosa-ähnliche Aufsplitterung der Kortikalis von der Innenseite her (➤).

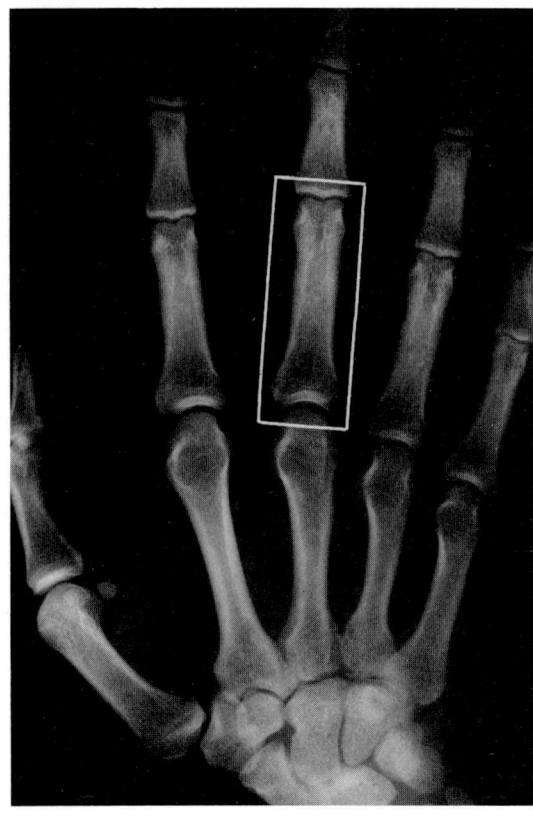

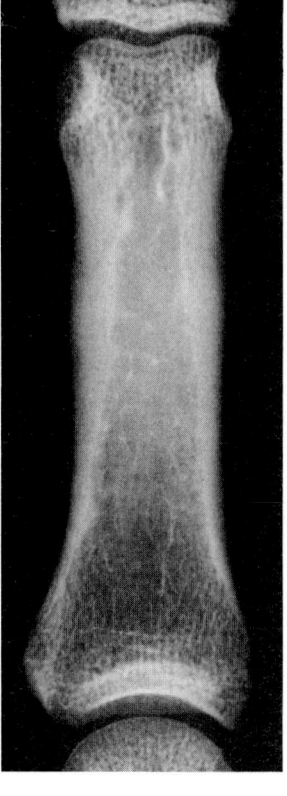

Abb. 5b: Normale Hand.

14

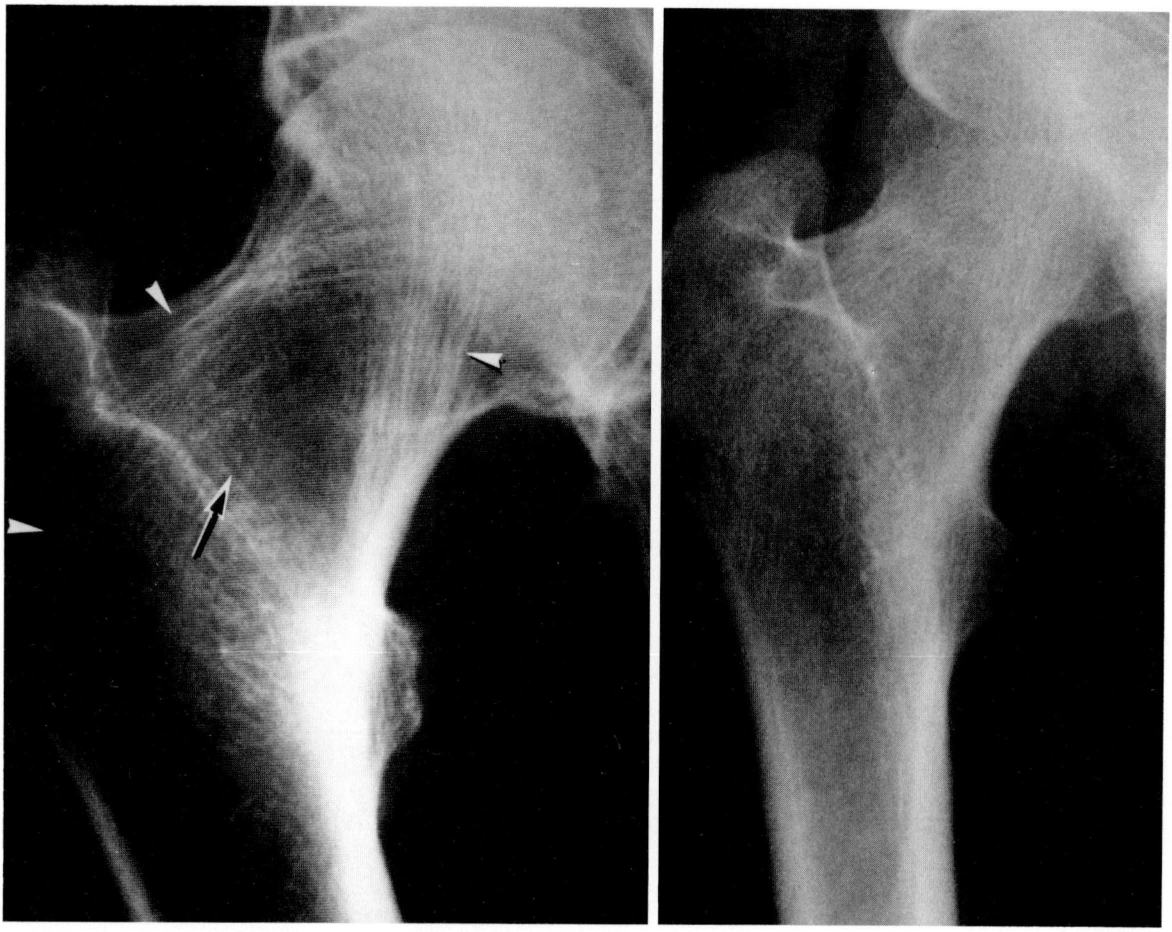

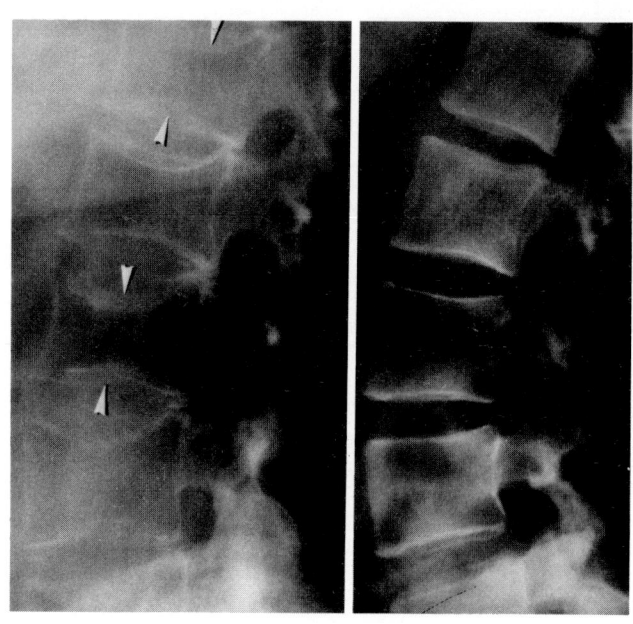

a   b

*Abb. 6: **Chronische Osteoporose.***
a) Zahlenmässige Reduktion der Spongiosabälkchen ausserhalb der Zug- und Drucklinien (▶) führt zu praktisch vollständigem Spongiosaausfall im Wardschen Dreieck (→). Vergleiche dazu normaler Femur in b).

a   b

*Abb. 7: **Chronische Osteoporose.***
a) Deck- und Bodenplatteneinbrüche (▶) infolge verminderter Belastbarkeit führen zu bikonkaven Deformationen der Wirbelkörper (Fischwirbel). Vergleiche dazu normale Wirbelsäule in b).

15

Wirbelsäule (Kyphoskoliose), am Becken (Kar-
tenherzform) und an den langen Röhrenknochen
der unteren Extremitäten vor *(Abb. 10)*.

Osteomalazie

Histomorphologisch liegt der Osteomalazie
eine ungenügende Verkalkung der im Überschuss
gebildeten organischen Knochenmatrix zu Grun-
de. Da der Grad der Strahlenabsorption im wesentlichen durch den Kalkgehalt bestimmt wird,
resultiert daraus eine vermehrte Strahlentransparenz bzw. mit der *Osteoporose annähernd identische Röntgen-Symptomatologie.* Die Möglichkeit
zur differentialdiagnostischen Abgrenzung beider
Prozesse ergibt sich einerseits aus der bei einer
Osteoporose nicht vorhandenen Konturunschärfe der Knochenbälkchen *(Abb. 8),* andererseits
durch den Nachweis zusätzlicher, für die Osteomalazie spezifischer Kriterien, welche in *Looser-
schen Umbauzonen* und *Knochenverbiegungen*
bestehen. Bei den ersteren handelt es sich um inkomplette Ermüdungsfrakturen, welche oft in
symmetrischer Lokalisation besonders im Bereiche des Beckens (Os pubis und ischii) sowie der
Schenkelhälse und der Rippen auftreten und in
typischer Weise senkrecht zur Kortikalis verlaufen *(Abb. 9).* Histologisch besteht sowohl der endostale wie der periostale Kallus aus Osteoid. Im
Röntgenbild erscheint der Osteoid-Kallus als
weichteildichte Lücke zwischen den Frakturfrag-
menten, wodurch eine Trennung vorgetäuscht
wird, während in Tat und Wahrheit die Kontinui-
tät des Knochen erhalten bleibt. Bei Vielzahl und
symmetrischer Lokalisation dieser, auch als Pseu-
dofrakturen bezeichneten Umbauzonen, spricht
man von einem Milkman-Syndrom.

Skelett-Deformationen kommen als Spätmani-
festationen am Thorax (Glockenform), an der

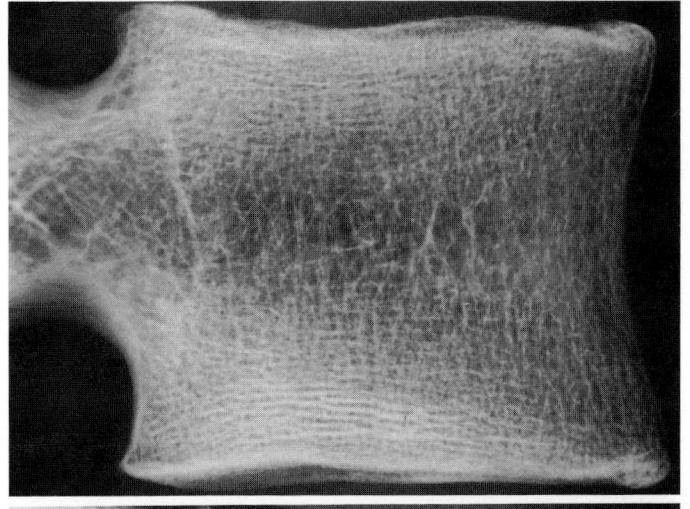

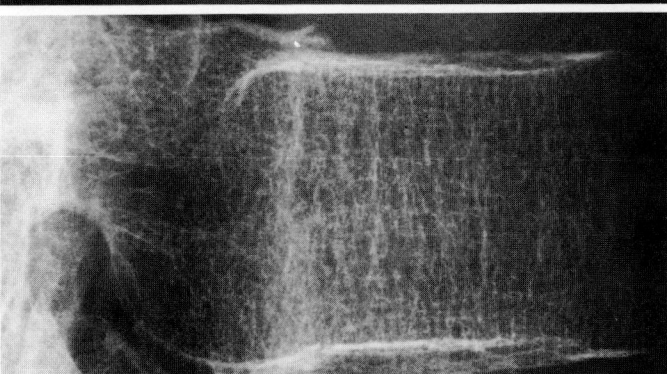

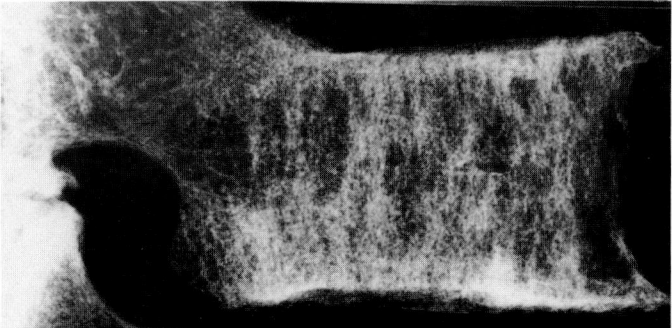

Abb. 8:

a) **Normaler Wirbelkörper.**

b) **Osteoporose.**
Das Verschwinden der querverlaufenden Knochenbälkchen führt zu einer vertikalen bzw. Längsstrukturierung des Wirbelkörpers.

c) **Osteomalazie.**
Ebenfalls Längsstrukturierung (wie in b) jedoch deutliche Unschärfe der Knochenbälkchen.

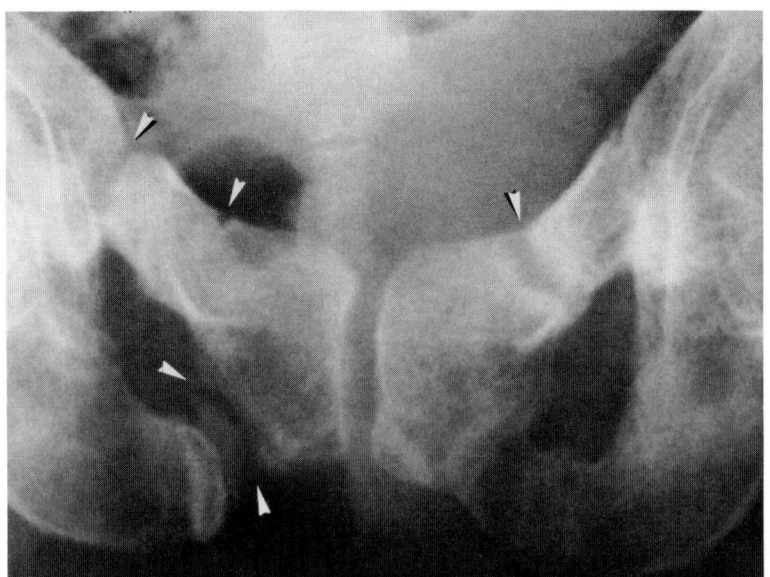

Abb. 9: **Osteomalazie.**
Senkrecht zur Kortikalis verlaufende Loosersche Umbauzonen (►) in typischer Lokalisation am oberen und unteren Schambeinast.

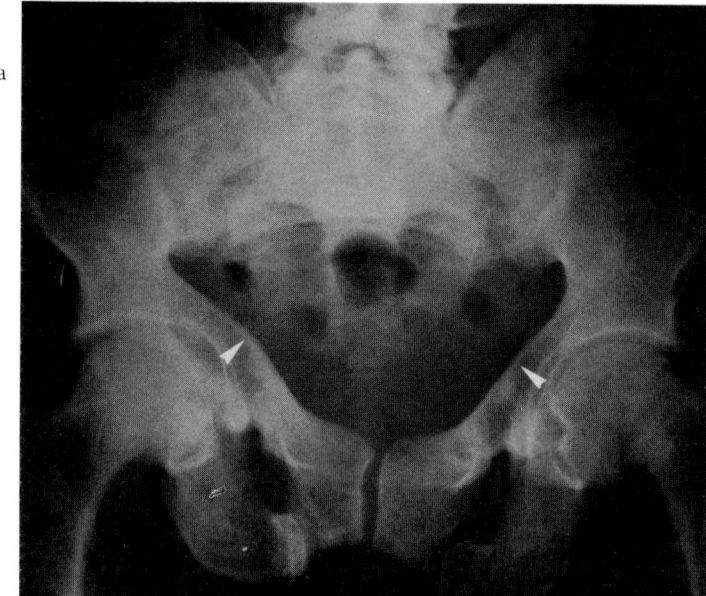

a

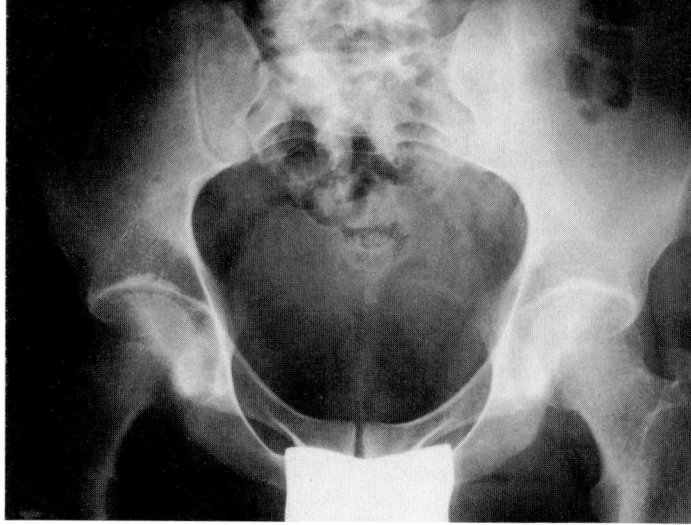

b

Abb. 10: **Osteomalazie** (Spätstadium).

a) Typische «Kartenherz»-artige Deformation des kleinen Beckens (►).
b) Normales Becken.

Hyperparathyreoidismus

Dem Hyperparathyreoidismus liegt entweder ein Adenom oder eine Hyperplasie der Parathyreoidea zugrunde. Er kann sich primär entwikkeln oder wird sekundär durch eine chronische Hypokalzämie (z.B. bei Niereninsuffizienz) hervorgerufen. Die resultierenden, ossären Veränderungen sind gekennzeichnet durch gesteigerte Osteoklastentätigkeit in Form der *dissezierenden, fibrösen Osteoklasie,* wobei der abgebaute Knochen durch fibröses Bindegewebe ersetzt wird. Das gleichzeitige Auftreten von Zysten und braunen Tumoren, welche wegen ihres Gehaltes an Riesenzellen gegenüber echten Riesenzelltumoren differentialdiagnostische Schwierigkeiten bereiten können, hat zum Begriff der «Osteodystrophia (fälschlicherweise auch ‹Osteitis›, denn es handelt sich nicht um einen entzündlichen Prozess) fibrosa cystica» geführt. Neben diesen, durch das Parathormon hervorgerufenen, resorptiven Veränderungen, sind auch reparative, d.h. durch vermehrte Knochenbildung charakterisierte Vorgänge möglich, welche dem Einfluss des Kalzitonins zugeschrieben werden.

Das *radiologische* Erscheinungsbild ist daher komplex, indem sich die *Symptome* der Osteodystrophia fibrosa in wechselnder Ausprägung mit solchen der Osteomalazie und der Osteosklerose (siehe Seite 26) kombinieren. Als spezifischer Befund gilt die, in den Rahmen der Osteodystrophia fibrosa einzustufende, subperiostale Kno-

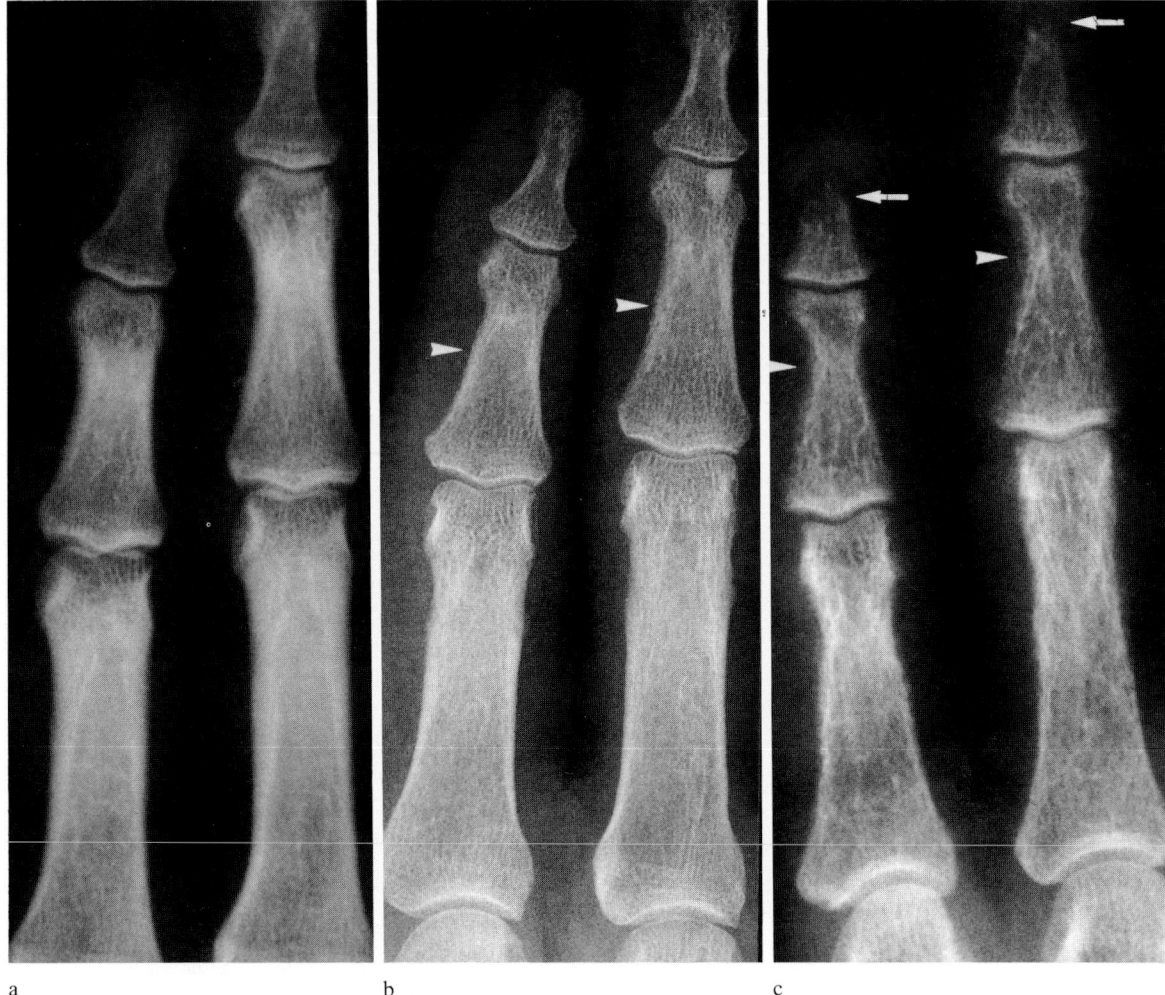

a   b   c

Abb. 11: **Hyperparathyreoidismus.**

a) Normaler 2. und 3. Finger.
b) Anfangsstadium.
c) Fortgeschrittenes Stadium.

Subperiostale Knochenresorption (➤), an der Mittelphalanx radialseits beginnend (in b). Akroosteolyse (→).

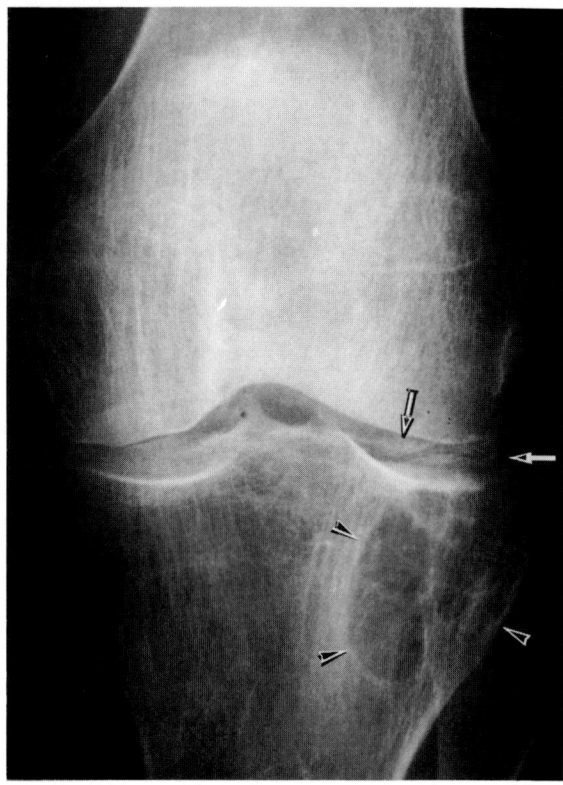

*Abb. 12: **Hyperparathyreoidismus**.*
Brauner Tumor in der Tibia-Epi-Metaphyse (   ).
Gelenkknorpel- und Meniskusverkalkungen (→) (Chondro-
kalzinose).

kommt es in den Weichteilen, insbesondere aber in den Wandungen von Arterien und im Bereiche des Gelenkknorpels zu Verkalkungen. Bei jeder Chondrokalzinose gilt es daher zunächst einen Hyperparathyreoidismus auszuschliessen (Abb. 12).

Bandförmige Sklerosierungen im Bereiche der Wirbelkörper («rugger jersey spine») vervollständigen das Bild, und zwar hauptsächlich des sekundären Hyperparathyreoidismus *(Abb. 13).*

Radiologische Symptome des Hyperparathyreoidismus

– Subperiostale Knochenresorption (früh: Radialseite der Mittelphalangen Dig. II + III)
– Akroosteolysen («tuft arrosions»)
– Osteoporose
vor allem beim primären Hyperparathyreoidismus:
– braune Tumoren
vor allem beim sekundären Hyperparathyreoidismus:
– Verkalkungen in Arterien, Weichteilen, Gelenken (Chondrokalzinose)
– Bandförmige Sklerosen an den Wirbelkörpern («rugger jersey spine»)

---

chenabsorption, welche in der Reihenfolge ihrer Häufigkeit an der Radialseite der Mittelphalangen des 2. und 3. Fingers *(Abb. 11b),* an den Klavikula-Enden, an der Medialseite der proximalen Femur- und Tibiametaphyse, am Tuber ossis ischii sowie im Bereiche der Symphyse und der Ileosakralgelenke zu beobachten ist. Die Finger können neben den charakteristischen Veränderungen an den Mittelphalangen auch Akro-Osteolysen («tuft arrosions») aufweisen *(Abb. 11c).* Die einzeln oder multipel, vor allem beim primären Hyperparathyreoidismus auftretenden braunen Tumoren *(Abb. 12)* entsprechen in ihrem radiologischen Aspekt den echten Riesenzell-Tumoren (siehe Seite 23). Wie die letzteren können sie die Kriterien aggressiven Wachstums aufweisen und damit den Eindruck von Malignität erwecken.

Eine der Oseomalazie ähnliche Symptomatik entsteht dadurch, dass sich in fortgeschrittenen Fällen eine ausgeprägte Osteoporose, verbunden mit multiplen Zystenbildungen und – in Spätstadien – Knochendeformitäten entwickelt. Vor allem beim sekundären Hyperparathyreoidismus

Osteolyse

Osteolyse bedeutet Zerstörung von Knochengewebe (Knochendestruktion). Häufigste Ursachen ossärer Destruktionen sind tumoröse (primär, metastatisch) oder entzündliche Prozesse. Hinsichtlich der radiologischen Erfassbarkeit einer osteolytischen Läsion sind folgende 2 Faktoren von ausschlaggebender Bedeutung:

1. Spongiöser Knochen wird rascher zerstört als kompakter; die Destruktion der Spongiosa ist – infolge Überlagerung durch umgebende, intakte Spongiosa – jedoch schwieriger zu erkennen als diejenige der Kompakta (Faktor Lokalisation).
2. Die Zeit, bis ein den Knochen zerstörender Krankheitsprozess im Röntgenbild erkennbar wird, beträgt im Minimum 10 Tage (Faktor Zeit).

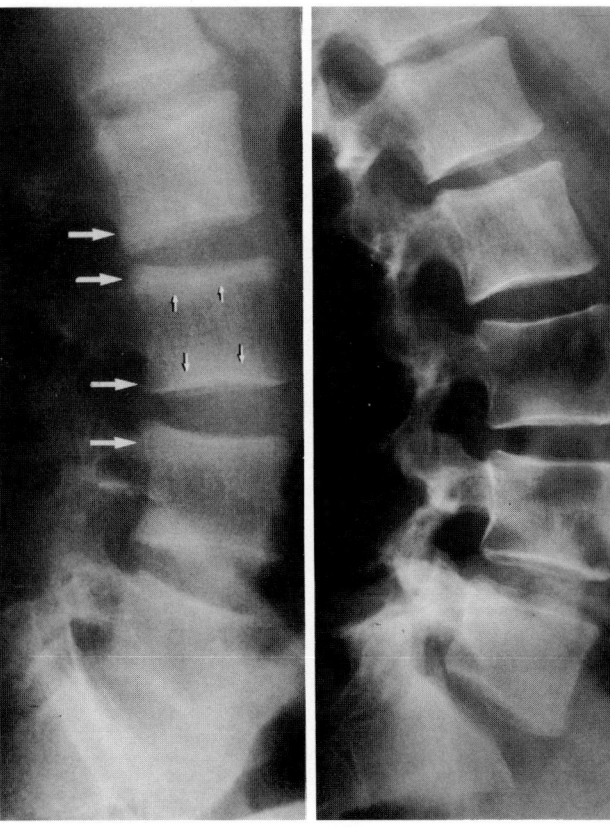

a b

Unabhängig von der Ursache einer Osteolyse lässt deren Form Rückschlüsse auf den Grad der Aggresivität des Krankheitsprozesses zu. Mit anderen Worten: Die Morphologie der Osteolyse widerspiegelt die biologische Aktivität des sie verursachenden Krankheitsprozesses.

Auf dieser Basis unterscheidet man 3 Osteolyseformen (siehe dazu Seite 67, Knochentumoren).

Osteolyseformen	
	Biologisches Verhalten
Geographisch	wenig aggressiv
Mottenfrass	↓
Permeativ	stark aggressiv

Geographische (landkartenförmige) Osteolyse

Dieselbe misst in ihrem Durchmesser ein bis mehrere Zentimeter und ist von rundlicher bis landkartenartiger Form. Sie ist Ausdruck eines sich langsam entwickelnden Krankheitsprozesses, dessen Ausdehnung derjenigen der ossären Destruktion entspricht. Das biologische Verhalten eines solchen Krankheitsprozesses ist besonders dann wenig aggressiv, wenn die geographische Osteolyse scharf begrenzt und vom erhaltenen Knochen, eventuell noch durch einen Sklerosesaum getrennt ist *(Abb. 14)*. Unscharfe Konturen weisen jedoch bereits auf einen aggressiveren Prozess hin *(Abb. 15,* 23a).

21

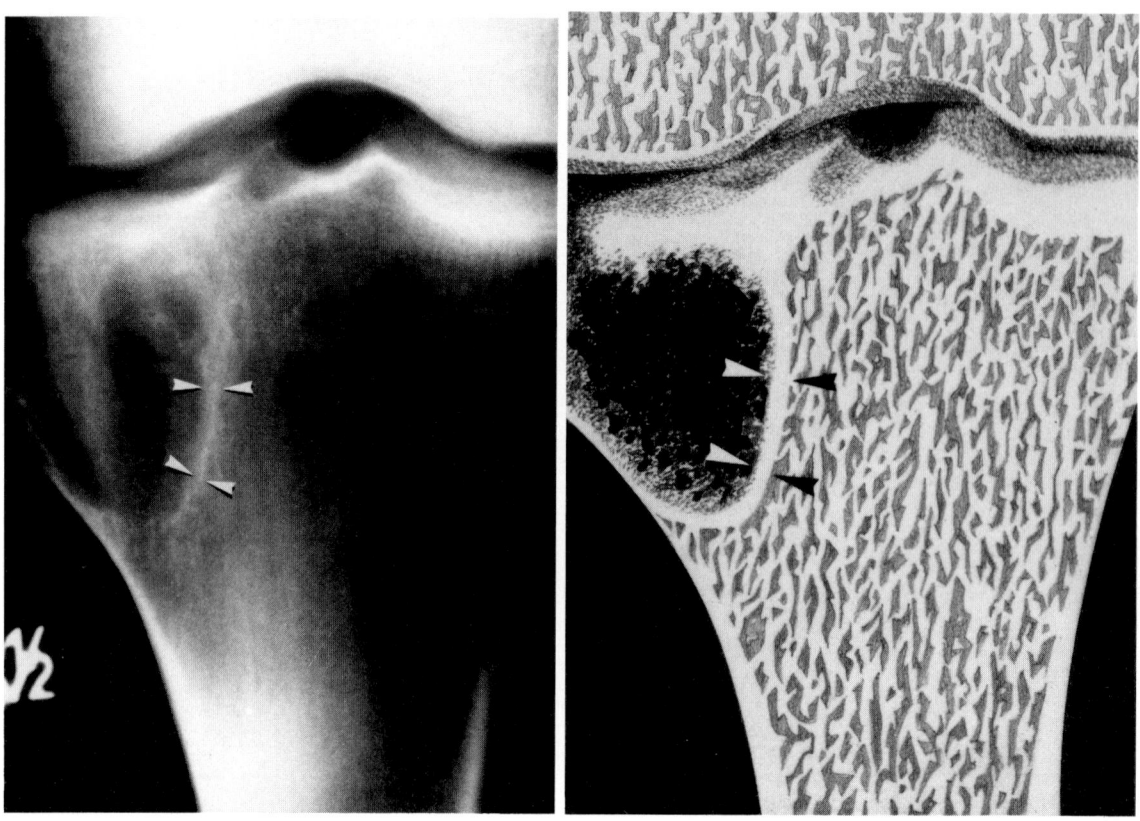

Abb. 14: **Geographische Osteolyse** mit Randsklerose (► ◄). Chondromyxoides Fibrom.

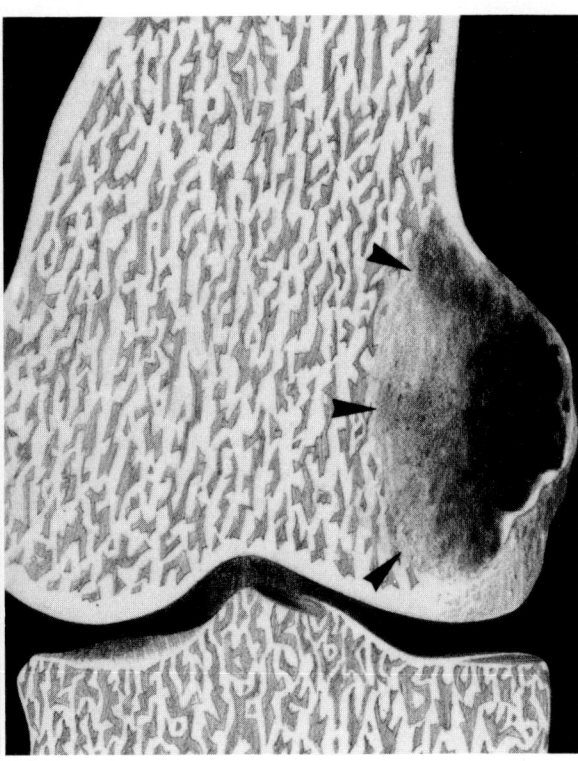

a

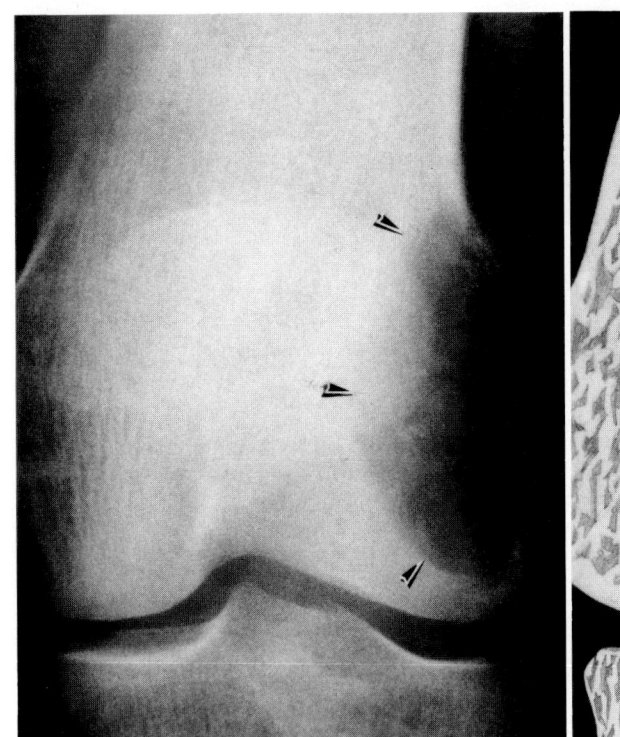

b

Abb. 15: **Geographische Osteolyse** ohne Randsklerose.

a) Meta- epiphysäre Osteolyse (▷) bei **Riesenzell-Tumor.**
b) Meta- diaphysäre Osteolyse (▷) bei **Hypernephrom-Metastase.**

Mottenfrassähnliche Osteolyse

Im Gegensatz zur geographischen Osteolyse, welche in der Regel aus einem einzelnen, grösseren Destruktionsherd besteht, erfolgt die Zerstörung des Knochens bei dieser Osteolyseform mottenfrassähnlich, indem das noch teilweise erhaltene Knochengewebe von zahlreichen, bis zu etwa 5 mm im Durchmesser messenden Destruktionsherden durchsetzt wird *(Abb. 16)*. Die Abgrenzung des Krankheitsprozesses zum gesunden Knochen ist dadurch in jedem Fall weniger scharf als bei der geographischen Destruktionsform. Die mottenfrassähnliche Osteolyse ist hinsichtlich des biologischen Verhaltens Ausdruck mässiger Aggressivität.

Permeative Osteolyse

Sie bedeutet, dass der zugrunde liegende Krankheitsprozess einen hohen Grad an Aggressivität aufweist, wobei die rasche Infiltration des Knochengewebes nur sehr kleine, jedoch zahlreiche Destruktionsherde hinterlässt *(Abb. 17)*. Die Grenze zwischen erkranktem und gesundem Knochen ist unscharf und schwierig zu definieren. Darüber hinaus erfolgt das Fortschreiten des Krankheitsprozesses so rasch, dass die ossäre Destruktion zeitlich hinter dem tatsächlichen Knochenbefall nachhinkt; dies bedeutet, dass bei der permeativen Osteolyse die effektive Ausdehnung des Krankheitsprozesses die radiologisch fassbare übertrifft.

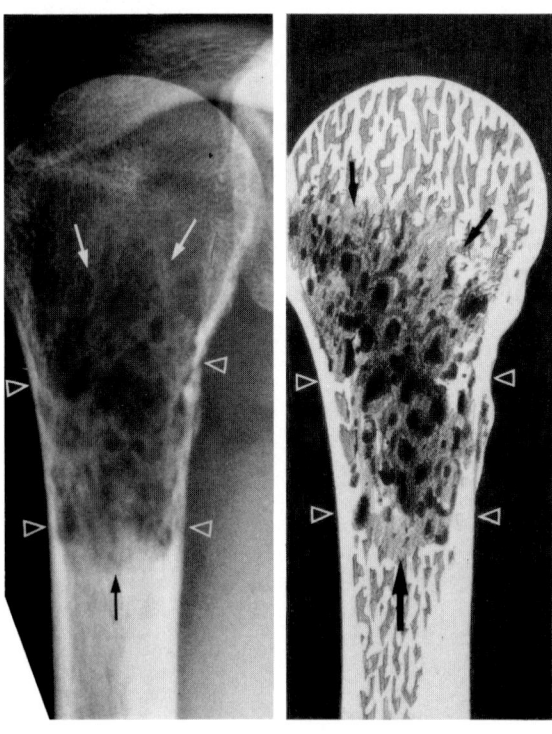

*Abb. 16: **Mottenfrass-ähnliche Osteolyse**.*
Schilddrüsenkarzinom-Metastase in Meta-Diaphyse des Humerus. Multiple, bis etwa 5 mm im Durchmesser messende Osteolyseherde (▷) mit unscharfer Abgrenzung zum radiologisch noch intakten Knochen (→).

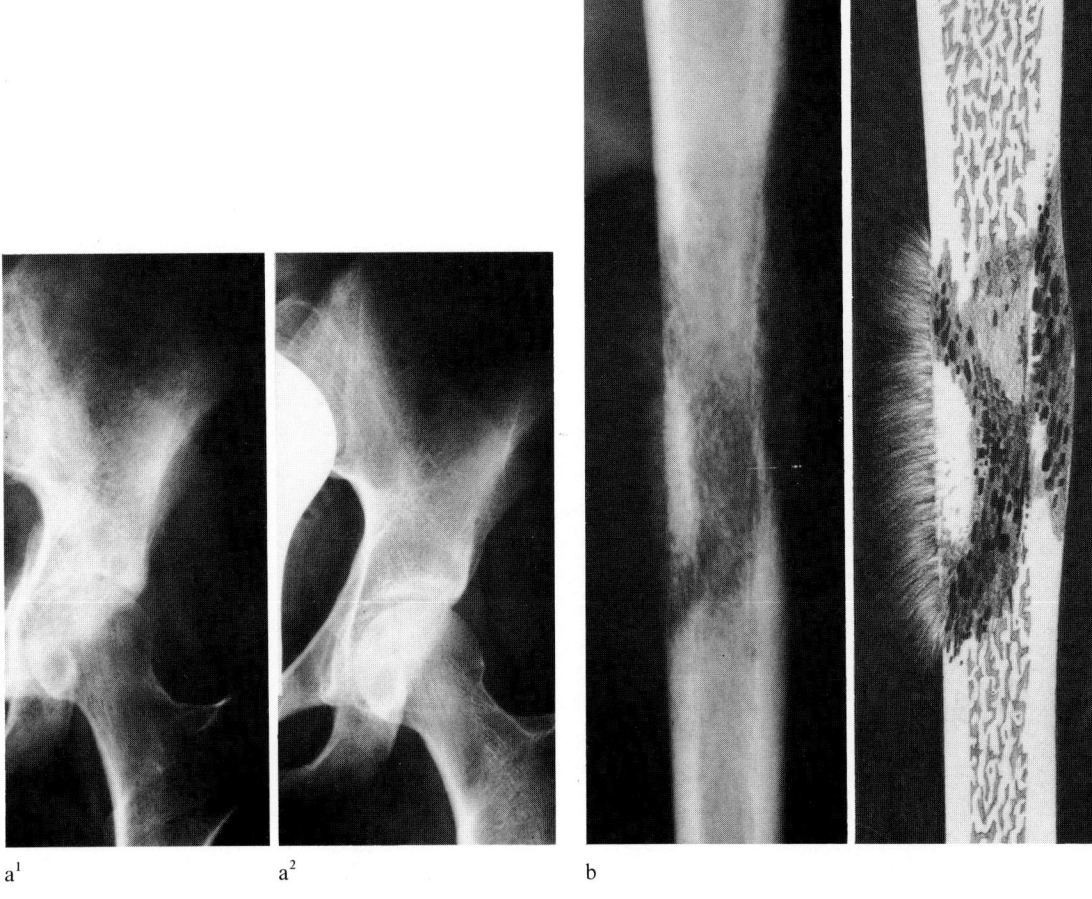

a¹   a²   b

Abb. 17: **Permeative Osteolyse.**

a) **Ewing-Sarkom** linke Beckenschaufel.
   Die multiplen, kleinen Osteolyseherde um das Acetabulum und in der Beckenschaufel (in a¹) sind sehr schwer zu erkennen (Vergleiche mit der gesunden Seite in a²).
b) **Metastase** eines Mammakarzinoms in Humerusdiaphyse.
   Infolge bereits stark fortgeschrittener Knochendestruktion sind die kleinen Osteolyseherde der permeativen Osteolyse-Form besser zu erkennen als im Fall a.

Osteosklerose

Osteosklerose ist vor allem als ein deskriptiver Begriff aufzufassen und bedeutet als solcher zunächst nichts anderes, als eine Zunahme der Knochendichte, also verminderte Strahlendurchlässigkeit. Das entsprechende histomorphologische Korrelat ist die Knochenneubildung, welche prinzipiell auf 2 Arten möglich ist:

1. Knochenneubildung durch die normalerweise vorhandenen Knochenbildungselemente (Osteoblasten) als Reaktion auf Reize unterschiedlicher Genese (Entzündung, Tumor, Trauma). Es handelt sich hierbei um einen reaktiven, beziehungsweise reparativen Vorgang *(Reaktive Knochenneubildung)*.

2. Knochenneubildung durch Tumorzellen, zu welcher einerseits chondrogene Tumoren (Chondrom, Chondrosarkom), andererseits osteogene Tumoren (Osteom, Osteosarkom), befähigt sind *(Tumormatrix-Mineralisation)*.

Diese beiden Sklerose- beziehungsweise Knochenneubildungsformen lassen sich radiologisch dadurch unterscheiden, dass die reaktive Variante in der Regel nur eine Verdickung der bereits normalerweise vorhandenen Knochenelemente (Spongiosa, Kompakta) darstellt und somit dem ursprünglichen Organisationsprinzip des Knochens folgt *(Abb. 18)*, während Tumorknochen an der Bildung ungeordneter Nester von Knochen zu erkennen ist, welche im Röntgenbild als unregel-

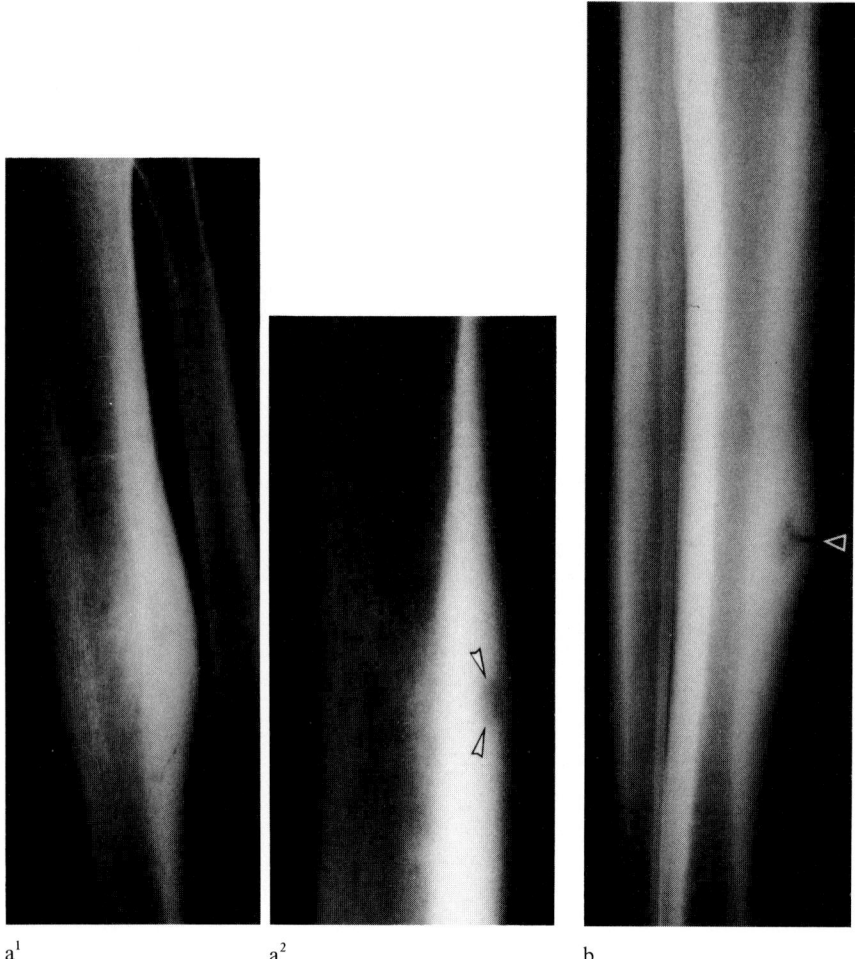

a¹   a²   b

Abb. 18: Endostale, reaktive Knochenneubildung.

a) *Osteoid-Oseom* der Tibia.
   Der für den Tumor typische Nidus (⊳), welcher in der Übersichtsaufnahme (in a¹) in der Regel nicht zu erkennen ist und mittels Tomographie (in a²) gesucht werden muss, ist von einer ausgeprägten reaktiven Sklerose umgeben.
b) *Ermüdungsfraktur* der Tibia. Differentialdiagnose zu a.
   Die Frakturlinie (▷) ist ebenfall von einer kräftigen Sklerose (reaktive Knochenneubildung) umgeben.

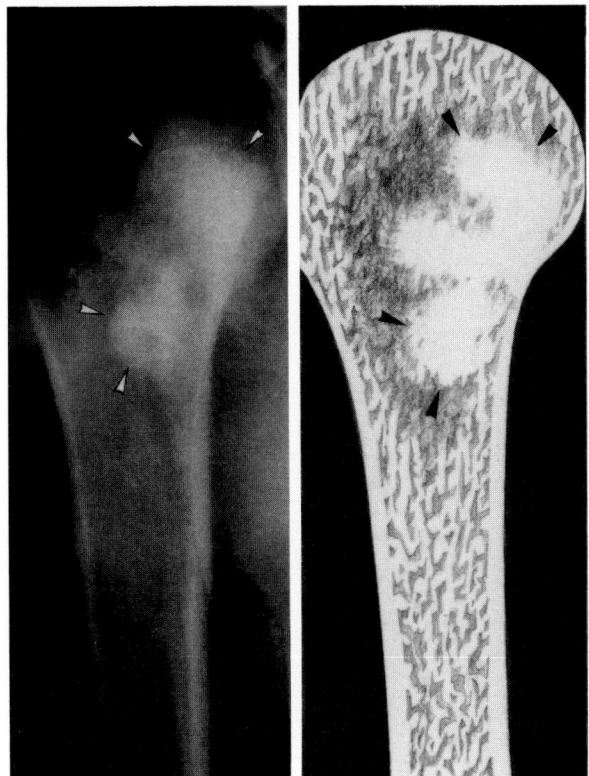

Abb. 19: **Tumor - Matrix - Mineralisation.**

Nester von *unstrukturierter Knochenbildung* (⊳) innerhalb eines *Osteosarkom* des proximalen Humerus.

mässige Flecken erhöhter Dichte erscheinen *(Abb. 19)*.

Während die Tumormatrix-Mineralisation (zu welcher auch Verkalkungen knorpeliger Elemente zu zählen sind – siehe Seite 70, Knochentumoren) in spezifischer Weise für das Vorliegen eines chondrogenen oder osteogenen Tumors spricht und dementsprechend eine Aussage hinsichtlich der zu erwartenden Tumorhistologie zulässt, besitzt die reaktive Knochenneubildung keine Krankheitsspezifität. Letztere lässt jedoch aufgrund ihrer verschiedenen Erscheinungsformen – analog den Osteolyseformen – Rückschlüsse auf das biologische Verhalten, beziehungsweise die Ausbreitungstendenz des ihr zugrunde liegenden Krankheitsprozesses – und damit eine Dignitätsbeurteilung – zu. Prizipiell ist die reaktive Knochenneubildung innerhalb des Knochens (endostal) sowie auch vom Periost her (periostal) möglich.

Endostale, reaktive Knochenneubildung

Tritt die endostale, reaktive Knochenneubildung am Rande einer geographischen Osteolyse als sogenannter Sklerosesaum auf, so bedeutet dies, dass die ossäre Destruktion langsam fortschreitet und dem umgebenden Knochen Zeit zu reparativer Knochenneubildung lässt (Abb. 14). Diese Kombination von geographischer Osteolyse und sklerotischem Randsaum ist der radiologische Ausdruck eines langsam sich ausbreitenden (und daher sicher benignen) Prozesses. Bei exzentrischer Lage eines solchen wird die Kompakta dementsprechend auch nicht zerstört, sondern ausgebuchtet (oder eventuell nur verdünnt), was als zusätzliches Benignitätskriterium zu werten ist *(Abb. 20)*. Die Randsklerose kann schmal sein, jedoch auch erhebliche Dicke aufweisen. (Abb. 18).

Bei rascher Progredienz eines Krankheitsprozesses kann die reaktive Knochenneubildung innerhalb der Spongiosa in Form fleckiger Herde auftreten, welche von einer Tumormatrix-Mineralisation nicht zu differenzieren sind *(Abb. 21)*. Im Gegensatz zum sklerotischen Randsaum, welcher gewissermassen eine Barriere zwischen Krankheitsherd und intaktem Knochen darstellt, ist diese fleckige Form der reaktiven Knochenneubildung Ausdruck einer raschen und diffusen Infiltration des Knochens; wird die Kompakta dabei durch Zerstörung in Mitleidenschaft gezogen, so ist dies ein zusätzliches Kriterium erhöhter Aggressivität des Krankheitsprozesses.

27

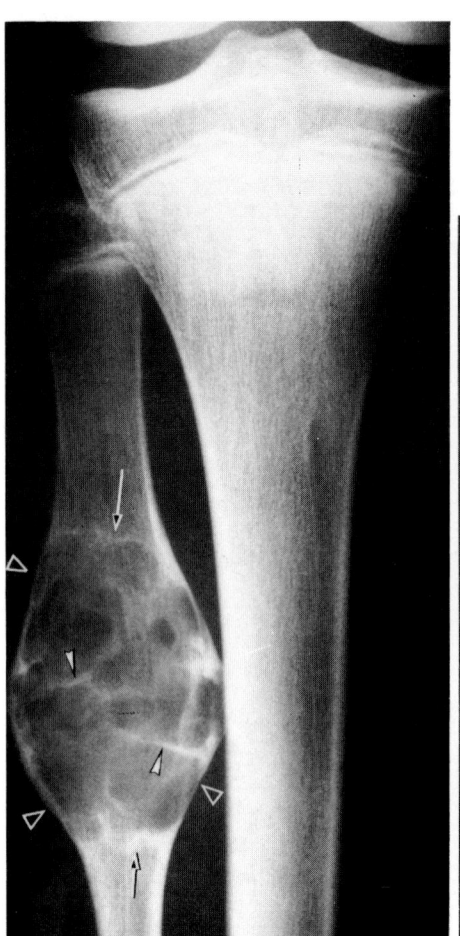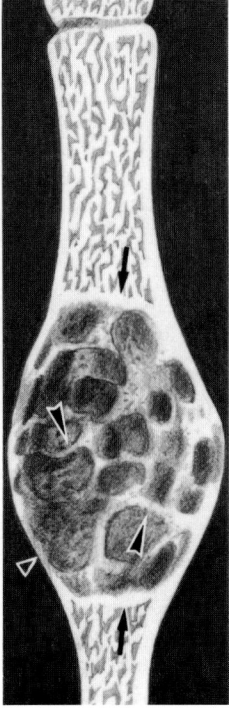

Abb. 20: **Endostale, reaktive Knochenneubildung.**

Randsklerose (→), Septen
(⊳), sowie Ausbuchtung (und
nicht Zerstörung) der Kortikalis
(▷) als Reaktion auf die (geographische) Osteolyse bei einem *En-
chondrom* der Fibula.

Periostale, reaktive Knochenneubildung

Die von den Osteoblasten der Kambiumschicht
des Periostes ausgehende Knochenneubildung
wird auch als *«periostale Reaktion»* bezeichnet.
Ihre unterschiedlichen Erscheinungsformen er-
möglichen es, analog den verschiedenen Osteolyseformen sowie auch der endostalen Knochenneubildung, Rückschlüsse auf die Aktivität des
Krankheitsprozesses (biologisches Verhalten) zu
ziehen. Unter diesen Gesichtspunkten lassen sich
folgende, periostale Reaktionen unterscheiden:

Periostale Reaktion	
	Biologisches Verhalten
solide	wenig aggressiv
unterbrochen	
– lamellär	
– radiär («sunburst»)	
– amorph	sehr aggressiv

28

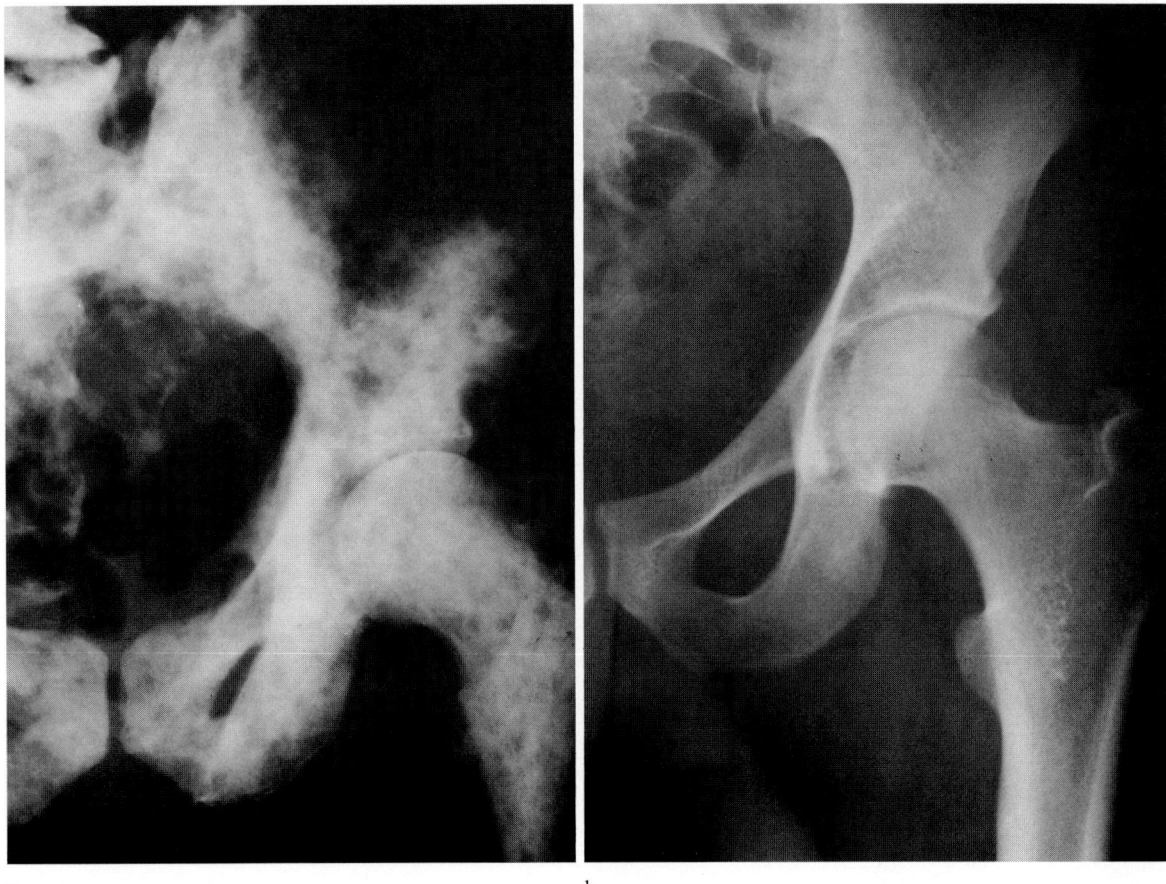

a   b

*Abb. 21: **Endostale, reaktive Knochenneubildung*** (a) bei diffuser ***Metastasierung*** eines Prostata-Karzinoms in Form multipler, fleckförmiger Skleroseherde. Vergleiche normales Becken in b.

1. Solide, periostale Reaktion

Sie stellt eine einschichtige, ununterbrochene Lage neugebildeten Knochens dar, welche eine unterschiedliche Dicke sowie glatte oder gewellte Konturen aufweisen kann. Sie ist Ausdruck eines wenig aggressiven, also sicher benignen Krankheitsprozesses und wird bei Frakturen, Osteomyelitis, gutartigen Knochentumoren (z. B. Osteoid-Osteom) sowie bei der pulmonalen Osteo-Arthropathie und bei Varikosis beobachtet *(Abb. 22)*. In den letzteren beiden Fällen ist der Mechanismus, welcher die solide, periostale Reaktion hervorruft, allerdings unbekannt.

2. Unterbrochene, periostale Reaktion

Sie ist Ausdruck erhöhter, biologischer Aktivität und wird demzufolge bei rasch progressiven Krankheitsprozessen beobachtet. Dennoch lässt sich aus ihrem Vorkommen nicht zwangsläufig auf ein malignes Geschehen (also auf einen malignen Tumor) schliessen.

Die unterbrochene, periostale Reaktion kann in 3 Varianten auftreten:

29

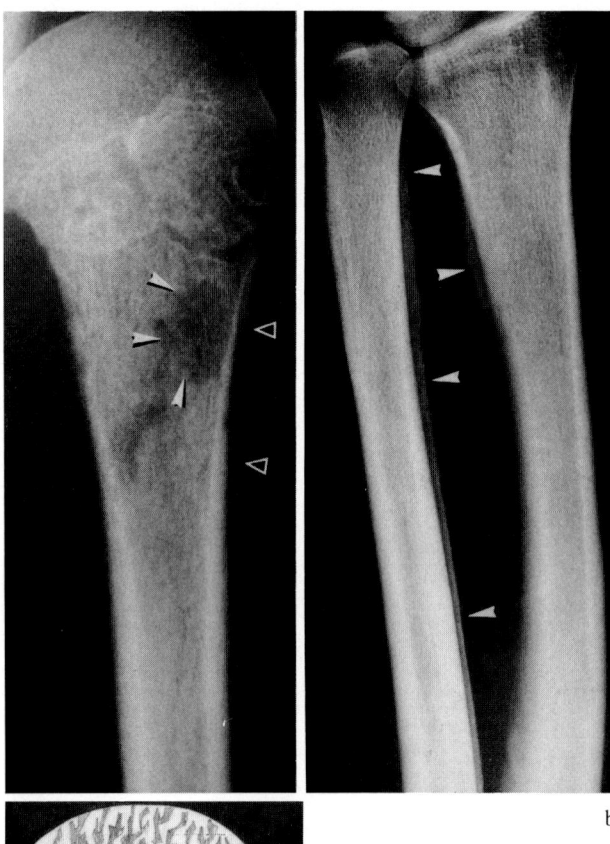

b

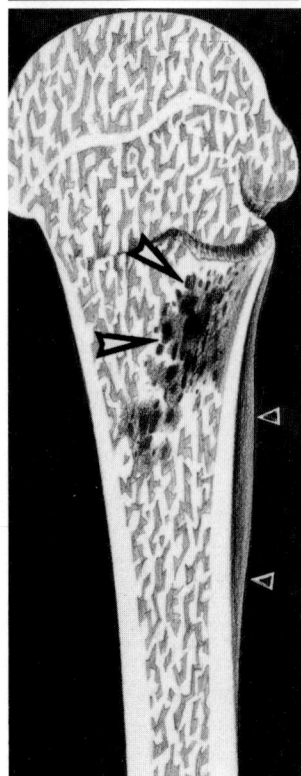

Abb. 22: **Solide, periostale Knochenneubildung.**

a) **Osteomyelitis** der proximalen Humerusmetaphyse.
   Der ossäre Destruktionsherd (►) ist von einer soliden, periostalen Reaktion (▷)
begleitet.
b) **Pulmonale Osteoarthropathie.**
   Solide, periostale Knochenneubildung entlang der Meta- und Diaphyse von Radius
und Ulna (►).

a

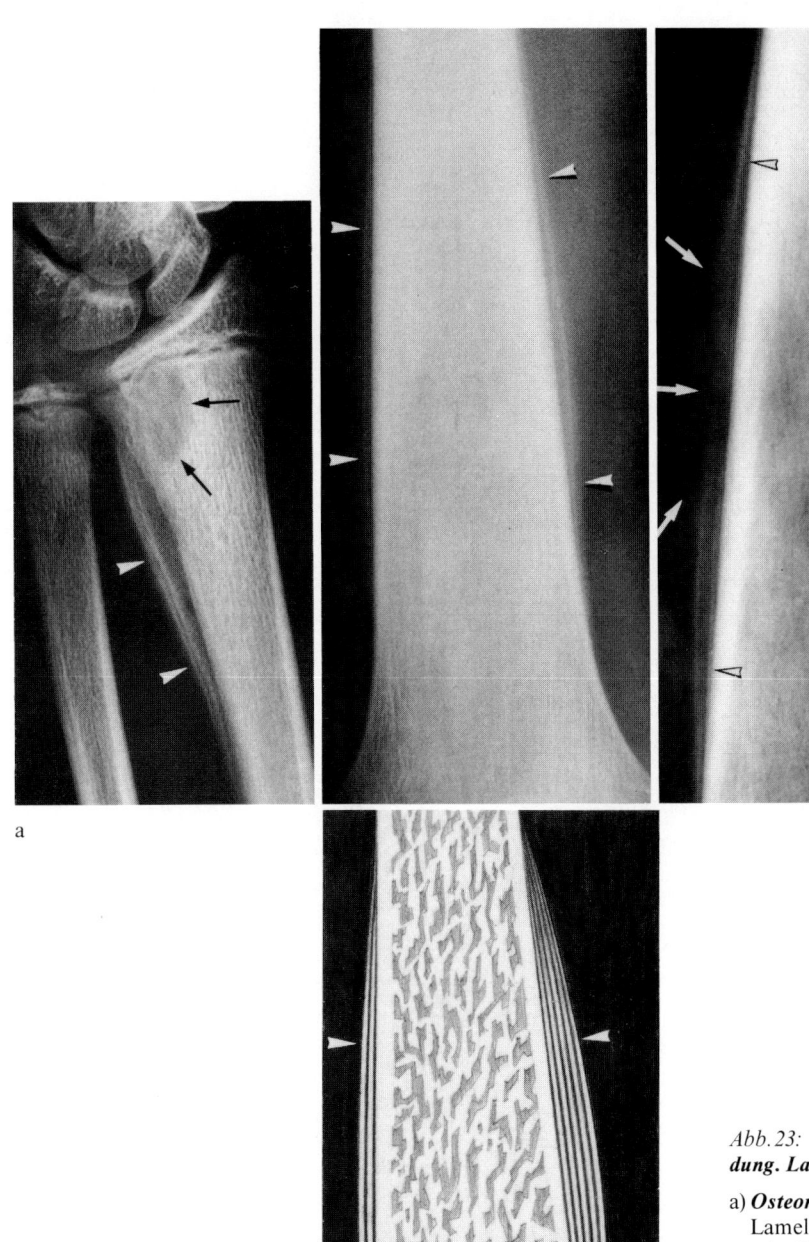

a

c

b

*Abb. 23: **Unterbrochene, periostale Knochenneubildung. Lamelläre Form.***

a) ***Osteomyelitis*** der distalen Radius-Metaphyse.
   Lamelläre, periostale Reaktion (►). Geographische Osteolyse (→).

b) ***Ewing-Sarkom*** des Femurs.
   Lamelläre, periostale Rekation (►). Die medulläre Tumorausdehnung liegt unter dem radiologischen Auflösungsvermögen.

c) ***Ewing-Sarkom*** des Femurs.
   Die lamelläre Periostreaktion (▷) ist dort
   durchbrochen, wo der Tumor die Weichteile in-
   filtriert (→).

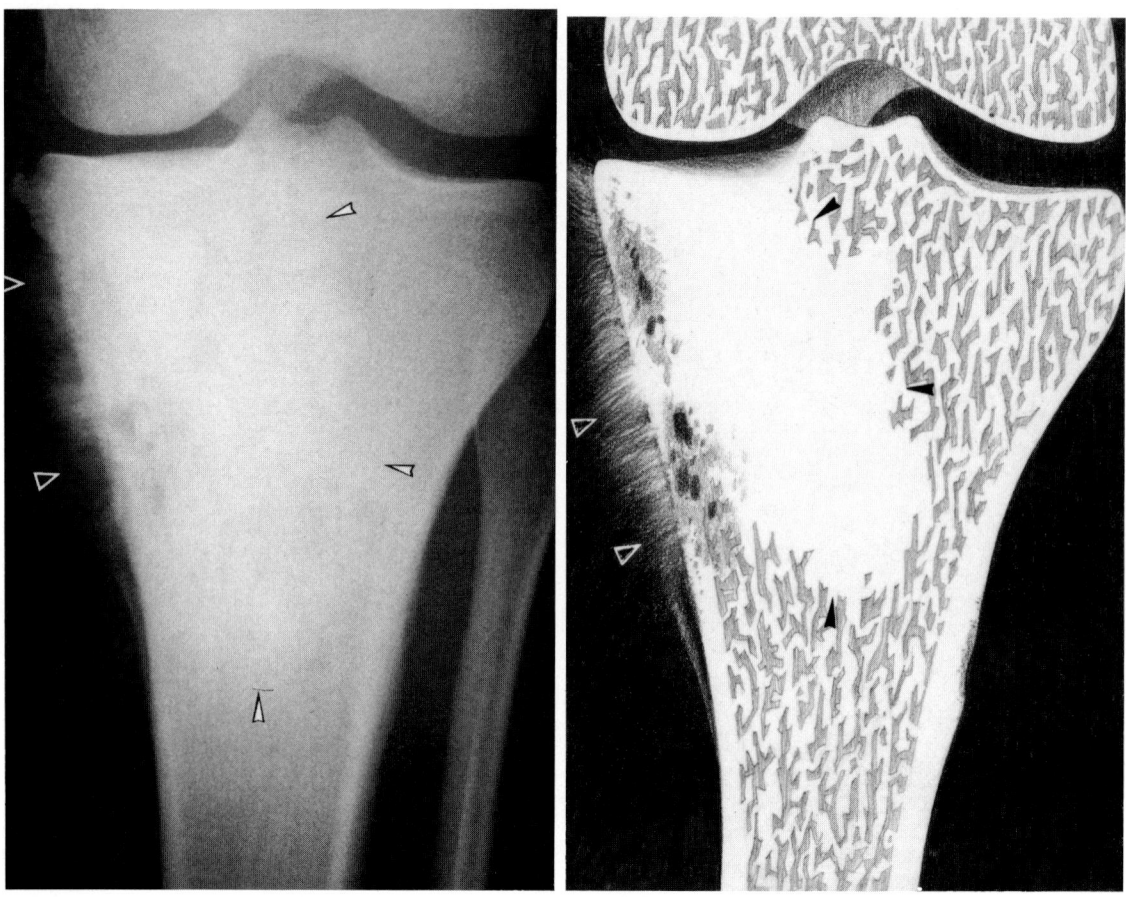

Abb. 24: *Unterbrochene, periostale Knochenneubildung. Radiäre Form (Spiculae).*
Osteosarkom der proximalen Tibia. Spiculae (▷). Medulläre Tumorausdehnung mit ausgeprägter Sklerose (▻).

a) *Lamelläre Form*

Sie ist gekennzeichnet durch eine zwiebelschalenartige Schichtung von Knochenlamellen unterschiedlicher Dicke *(Abb. 23)*. Diese Anordnung kommt dadurch zustande, dass die vom abgehobenen Periost ausgehende Knochenneubildung schubweise erfolgt, d. h. während den Perioden, in welchen der Krankheitsprozess nur langsam fortschreitet, beziehungsweise relativ inaktiv ist. Die lamelläre, periostale Reaktion wird einerseits bei malignen Knochentumoren, andererseits aber auch bei Osteomyelitis und bei subperiostaler Blutung beobachtet. Bei besonders rascher Progredienz des Krankheitsprozesses können die einzelnen Lamellen lokal durchbrochen werden; in einem solchen Fall handelt es sich in der Regel um einen malignen Knochentumor.

b) *Radiäre (strahlenartige) Form*

Die senkrecht zur Knochenoberfläche gerichteten, strahlenartig angeordneten Knochenbälkchen entstehen durch periostale Ossifikation entlang der zwischen dem abgehobenen Periost und der Knochenoberfläche ausgespannten Sharpeyschen Fasern. Sie werden auch als «spiculae» bezeichnet und hauptsächlich bei malignen Knochentumoren beobachtet *(Abb. 24)*.

c) *Amorphe Form*

Bei malignen, in die Weichteile durchgebrochenen Knochentumoren kann die periostale Knochenbildung auch in Form von unregelmässigen, bis zu mehreren Millimetern im Durchmesser messenden Herden erfolgen *(Abb. 25)*.

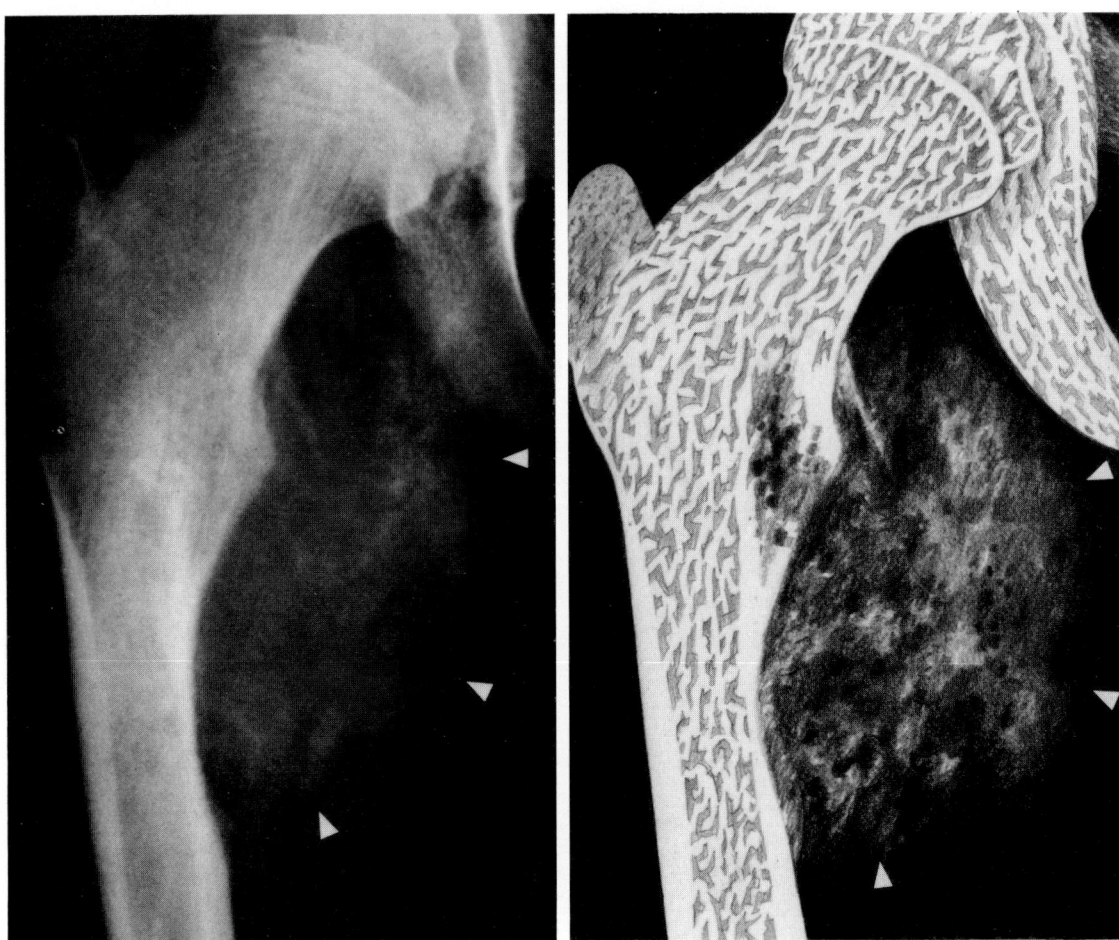

*Abb. 25: **Unterbrochene, periostale Knochenneubildung. Amorphe Form.***
Ewing-Sarkom des proximalen Femurs mit Durchbruch in die Weichteile und amorpher, periostaler Knochenneubildung (▷).

Osteonekrose

Die Osteonekrose, beziehungsweise das Absterben von Knochen, erfolgt durch Ischämie, welche aufgrund eines Traumas, einer Embolie oder einer Kompression der nutritiven Blutgefässe eintreten kann. Da sich die vaskuläre Genese jedoch nicht in jedem Fall ohne weiteres nachweisen lässt, sind im Rahmen der Osteonekrose Begriffe entstanden, wie «aseptische Knochennekrose», «idiopathische Knochennekrose», «Osteochondrose», «Osteochondritis», usw. Radiologisch sind der Osteonekrose Änderungen der Knochendichte (Strahlendurchlässigkeit des Knochens) eigen, welche sich aus einer spezifischen Sequenz histopathologischer Vorgänge ableiten. Zelltod einerseits und reparative Veränderungen andererseits sind die konstanten Faktoren dieses Ablau-

fes, während Sitz und Ausdehnung der Nekrose, sowie das Alter des betroffenen Knochens variieren.

Als radiologisches Substrat der Osteonekrose wird fälschlicherweise oft die erhöhte Dichte, beziehungsweise Sklerose des nekrotischen Knochens angesehen, wobei als typisches Beispiel der Sequester (Totenlade) der Osteomyelitis angeführt wird (siehe Seite 42). In der Tat ist diese Dichtezunahme nicht Ausdruck der Nekrose an sich, sondern entweder wegen einer Umgebungsosteoporose vorgetäuscht (wie bei der Osteomyelitis), oder durch Revaskularisation und Reparationsvorgänge bedingt. Toter Knochen, welcher histologisch an der Kernpyknose der Osteozyten und der Nekrose des Knochenmarks zu erkennen ist, unterscheidet sich im Röntgenbild nicht von lebendem Knochen.

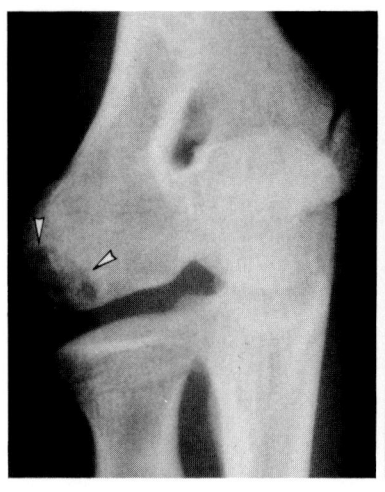 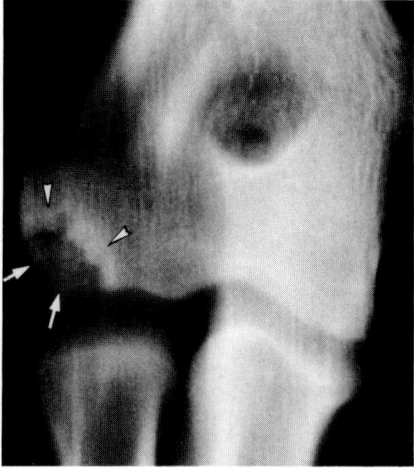

Abb. 26: **Osteochondritis dissecans.**
Im Tomogramm (in b) deutlich
zur Darstellung kommende Osteolyse mit Randsklerose (▷) und mit
krümeligen Resten nicht resorbier-
ten Knochens (→).

a   b

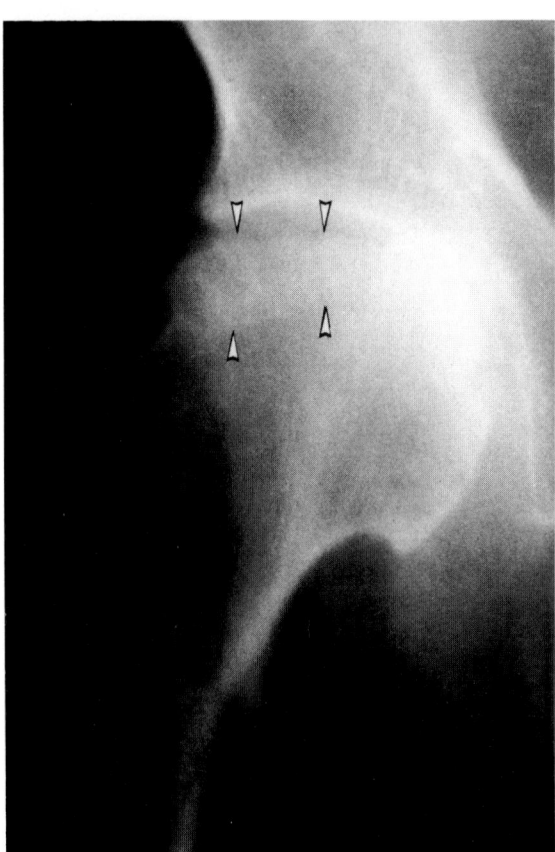

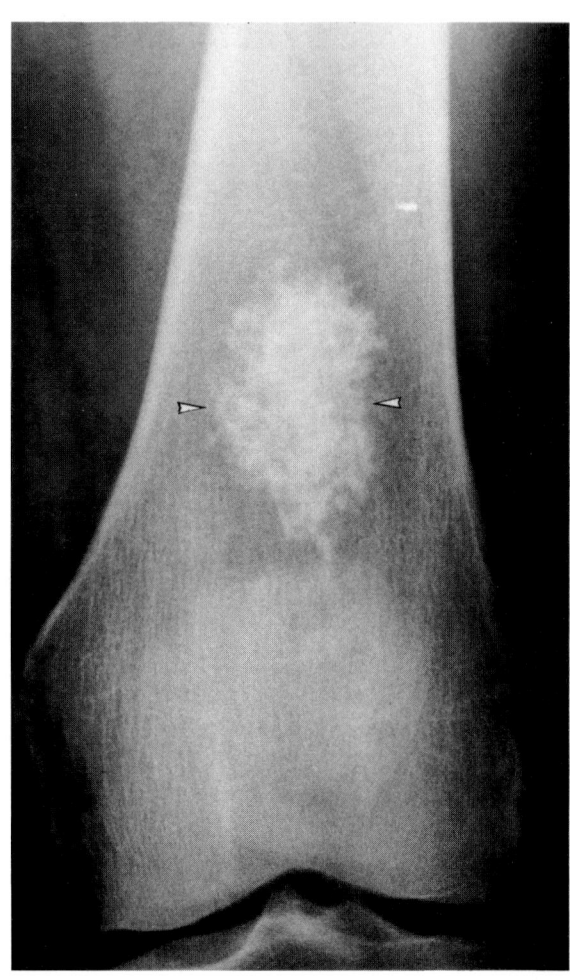

Abb. 27: **Femurkopfnekrose** (ap-Tomogramm).
Der nekrotische, nicht resorbierte Knochen ist komprimiert
und zeigt daher eine erhöhte Dichte, bzw. verminderte Strahlendurchlässigkeit (▷).

Abb. 28: **Knocheninfarkt distaler Femur.**
Durch Kalkeinlagerungen und Reossifikation (Sklerose)
weist der Nekrosebezirk (▷) eine gegenüber der Umgebung
stark erhöhte Dichte, bzw. verminderte Strahlendurchlässigkeit auf.

Die radiologische Symptomatik der Knochennekrose hängt einerseits von der Dauer ihres Bestehens, andererseits von der Fähigkeit des umgebenden, vitalen Knochens zur Revaskularisation des toten Bezirkes ab. Ist die letztere gewährleistet, so kommt es nach Einsprossen von Granulationsgewebe in den Nekroseherd zur Resorption der toten Trabekel, d.h. zur Osteolyse *(Abb. 26)*. Diese ist einerseits die Ursache dafür, dass der tote Knochen strahlendurchlässiger sein kann als der umgebende, vitale Knochen. Andererseits begünstigt die Osteolyse (besonders in gewichttragenden Partien) die Frakturierung der noch nicht abgebauten Teile, welche durch Kompression zusammengepresst werden, was eine erhöhte Dichte, beziehungsweise verminderte Strahlendurchlässigkeit zur Folge hat *(Abb. 27)*. Relativ rasch wird der abgebaute, tote Knochen jedoch durch fibröses Bindegewebe ersetzt, in welchem Kalkablagerungen auftreten können. Daneben findet an den nicht abgebauten, toten Knochenteilen eine Anlagerung von neuem Knochen statt, wobei die toten Trabekel gewissermassen als Gerüst für den neugebildeten Knochen dienen. Verkalkungen einerseits, sowie Reossifikation andererseits sind – neben der Kompression toter Trabekel – die Hauptursache für die im Rahmen der Osteonekrose typischerweise auftretende, erhöhte Dichte *(Abb. 28)*. Aus der Kombination von Resorptions- und Reparationsvorgängen resultiert die radiologische Symptomatik der Osteonekrose, welche durch ein fleckförmiges Bild von Osteolyse und Osteosklerose charakterisiert ist *(Abb. 26, 29)*.

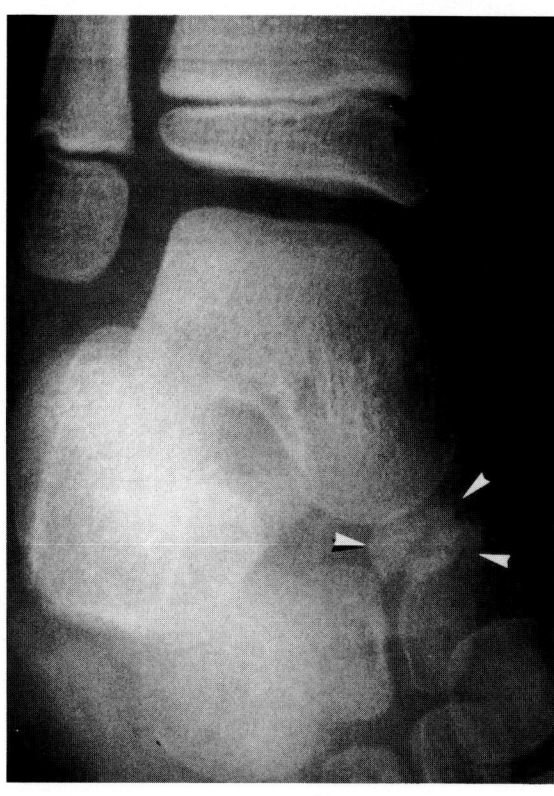

*Abb. 29: **Morbus Köhler des Naviculare.***
Typisches, fleckenförmiges Bild von Osteolyse und Osteosklerose bei einer Nekrose des Os naviculare pedis (➤).

Osteonekrose

	Histologie		Radiologie		
nacheinander oder auch simultan	*Zelltod* Osteozytenkernpyknose Knochenmarksnekrose	⟶	*Keine* Röntgensymptome		
	Revaskularisation Granulationsgewebe → Resorption von totem Knochen	⟶	*Osteolyse* → Kompression des geschwächten Knochens → dadurch: erhöhte Dichte	}	Fleck- förmiges Bild von Osteolyse und Osteosklerose
	Bildung *fibrösen Bindegewebes,* *Kalk-Einlagerungen*	⟶	*Verkalkungen*		
	Reossifikation Knochenneubildung (nekrotische Trabekel als Gerüst)	⟶	*Sklerose*		

Wie bereits aufgeführt, lässt sich die Osteonekrose einerseits nach Sitz und Grösse, andererseits nach dem Alter des Knochens, in welchem sie auftritt, klassifizieren. Hinsichtlich Sitz und Grösse werden folgende Osteonekrosen unterschieden:

I Diaphysär-metaphysäre Osteonekrose:
  1) Knocheninfarkt (Abb. 28)
  2) Sequester im Rahmen der Osteomyelitis (Abb. 36)
II Epiphysär-metaphysäre Osteonekrose:
  1) Kleine (bis 1,5 cm): Osteochondritis dissecans (Abb. 26)
  2) Mittelgrosse (bis 50% der Epiphyse): Idiopathische Femurkopfnekrose des Erwachsenen (Abb. 27)
  3) Grosse (ganze Epiphyse und Teile der Metaphyse): Morbus Perthes

Abhängig vom Alter des Skelettes ist folgende Klassifikation möglich:

A Osteonekrosen des wachsenden Skelettes:
  a) Morbus Perthes
  b) Morbus Schlatter
  c) Morbus Köhler des Os naviculare des Fusses (Abb. 29) und des Metatarsale II-Köpfchens
  d) Osteochondritis dissecans (Femur, Humerus, Talus)
  e) Morbus Scheuermann
B Osteonekrosen des erwachsenen Skelettes:
  a) Femurkopfnekrose (idiopathische, bei Cortison-Therapie, nach Frakturen)
  b) Lunatummalazie
  c) Osteonekrose des proximalen Naviculare-fragmentes nach Fraktur
  d) Knocheninfarkt (Caissonkrankheit)
  e) Sequester im Rahmen der Osteomyelitis

Spezielle radiologische Diagnostik

Degenerative Knochen- und Gelenkerkrankungen

Arthrose und Spondylose

Degenerative ossäre Erkrankungen spielen sich einerseits an den Gelenken (Arthrose), andererseits an der Wirbelsäule (Spondylose) ab. Ausgangspunkt derselben ist der Knorpel (Gelenkknorpel, Zwischenwirbelscheibe), dessen Schädigung zur Hauptsache aus einer mechanischen Fehlbelastung resultiert, wobei jedoch auch unbekannte Faktoren zusätzlich eine Rolle spielen. Während die zu einem Schwund des Knorpels führende Degeneration im Röntgenbild lediglich an der mehr oder weniger ausgeprägten Verschmälerung der Gelenkspalte, beziehungsweise des Zwischenwirbelraumes zu erkennen ist, manifestiert sich die ossäre Mitbeteiligung in typischen, radiologischen Veränderungen der unmittelbar angrenzenden Skelett-Abschnitte:

Die radiologischen Veränderungen bestehen in einer durch die reaktive Knochenneubildung bedingten subchondralen Sklerose, welche von einer ossären Proliferation an den Gelenk- beziehungsweise Wirbelkörperrändern (Osteophyten, Apophyten) begleitet ist *(Abb. 30* und *31).* Das Auftreten von Zysten in den unmittelbar an die subchondrale Zone angrenzenden Skelettabschnitten ist im Bereiche von Gelenken dadurch bedingt, dass Synovialflüssigkeit durch eine schwache Stelle in den gelenknahen Knochen gepresst wird. Die dadurch entstehenden, geographischen Osteolysen, welche an Grösse nur langsam zunehmen und daher von einer reaktiven Sklerose umgeben sind, werden auch als «Geröllzysten» bezeichnet (Abb. 30). Im Bereiche der Wirbelsäule handelt es sich in einem analogen Vorgang um den Nucleus pulposus der Zwischenwirbelscheibe, welcher in den Wirbelkörper eindringt. Die daraus resultierende Osteolyse mit umgebender reaktiver Sklerose wird als Schmorl-

Degenerative Knochen- und Gelenkerkrankungen

Histologie	Röntgen-Symptome	
	Arthrose	Spondylose
Knorpeldegeneration $\longrightarrow$	Gelenkspalt-verschmälerung	Verschmälerung der Intervertebralspalte
↓		
Reaktive Knochenneubildung (subchondral) $\longrightarrow$	Subchondrale Sklerose	Subchondrale Sklerose
↓		
Knochenproliferation am Gelenk- bzw. Wirbelkörperrande $\longrightarrow$	Apophyten	Apophyten
↓		
Zystenbildung – Eindringen von Synovialflüssigkeit $\longrightarrow$	Subchondrale bzw. gelenknahe Zysten	
– Einbruch des Nucleus pulposus $\longrightarrow$		Schmorlsche Knorpelknötchen

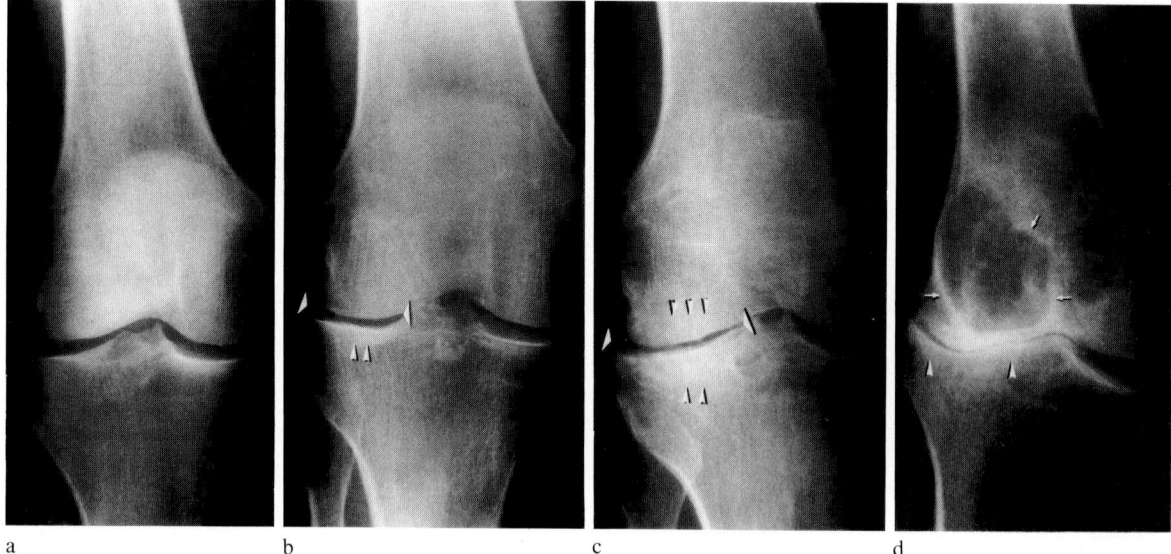

a   b   c   d

Abb. 30: **Arthrose des Kniegelenkes.**
a) Normales Kniegelenk. b – d) Entwicklung zu schwerer Valgusgonarthrose. Verschmälerung (in b) bis fast völlige Aufhebung (in d) des lateralen Gelenksspaltes (▶ ◀). Subchondrale Sklerose (▶). Zystenbildung, morphologisch als geographische Osteolyse mit Randsklerose imponierend (→).

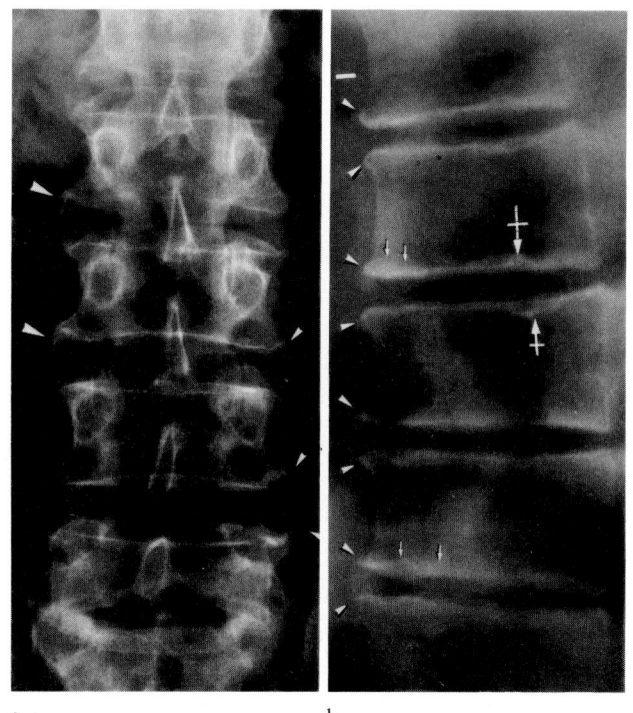

a   b

Abb. 31: **Spondylose.**

a) Lendenwirbelsäule antero-posterior
b) Brustwirbelsäule seitlich (Tomogramm). Apophyten (▶). Subchondrale Sklerose (→). Schmorlsche Knorpelknötchen (↔).

sches Knötchen bezeichnet (von Schmorl zuerst im Rahmen des M. Scheuermann beschrieben, jedoch prinzipiell bei allen Prozessen möglich, welche mit einer Schwächung der Deck- oder Boden-platte des Wirbelkörpers einhergehen). An den Gelenken vervollständigen Kapselverknöcherungen und durch Abschilferung entstandene freie Gelenkkörper das Bild der Arthrose.

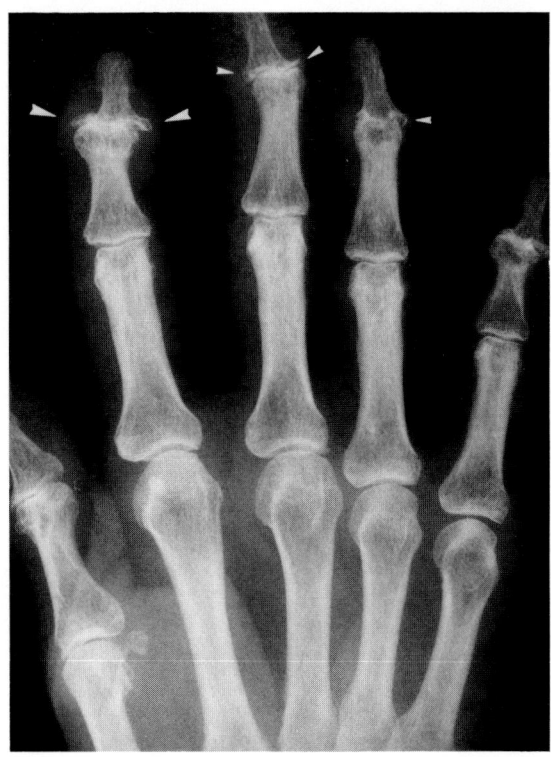

*Abb. 32: **Heberden-Arthrose.***
Arthrose der distalen Interphalangealgelenke, deren Apophyten (►) klinisch als derbe Schwellungen imponieren.

Spezielle Formen der Arthrose

Heberden-Arthrose

Hierbei handelt es sich um eine Arthrose, welche bei Frauen des mittleren und höheren Alters auftritt und in typischer Weise die distalen sowie mittleren Interphalangealgelenke befällt *(Abb. 32)*. Die klinisch als umschriebene, derbe Schwellungen imponierenden Apophyten werden als Heberdensche Knoten bezeichnet und dürfen nicht mit den Gelenkschwellungen der progressiv-chronischen Polyarthritis verwechselt werden (siehe Seite 53).

Neuropathische Arthrose (Charcot-Gelenk)

Die neuropathische Arthrose ist eine ausgeprägt destruktive Form der Arthrose, welche sich infolge gestörter Tiefensensibilität entwickelt und bei Syringomyelie, Tabes dorsalis, Diabetes mellitus und traumatischer Schädigung peripherer Nerven vorkommt. Bei diesen Krankheiten fällt

die an eine intakte Tiefensensibilität gebundene, das Gelenk stabilisierende Muskelfunktion weg, d. h. das betroffene Gelenk wird durch Ausfall des neuromuskulären Reflexmechanismus instabil und dadurch – bei an sich normaler Beanspruchung – einer unphysiologischen Belastung ausgesetzt. Während sich die Syringomyelie vor allem an der oberen Extremität auswirkt, sind bei der Tabes dorsalis vornehmlich die Hüft- sowie Kniegelenke und beim Diabetes mellitus vorzugsweise die Metatarso- Phalangeal- sowie Interphalangealgelenke der Zehen betroffen *(Abb. 33)*.

Klinisch steht in den Anfangsstadien der schmerzlose Gelenkerguss im Vordergrund. Später jedoch treten oft erhebliche Schmerzen auf, welche sich – trotz der fehlenden Tiefensensibili-

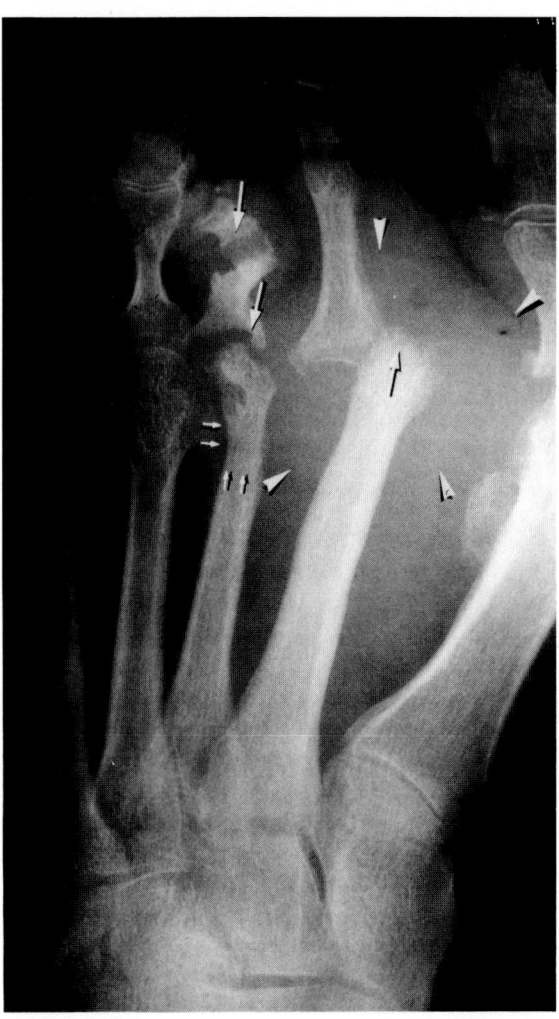

*Abb. 33: **Diabetische Osteoarthropathie.***
Gelenkserguss, an der paraartikulären Weichteilschwellung erkennbar (►). Erhebliche Gelenkzerstörung (→), am 2. Zehenstrahl mit Subluxation. Bleistiftspitzartige Deformation des distalen Endes von Metatarsale III (⇒).

tät – aus der intakten Sensorik der paraartikulären Weichteile erklären.

Auch *radiologisch* ist der an einer paraartikulären Weichteilschwellung erkennbare Gelenkerguss das erste Symptom und im weiteren Verlauf ein wichtiges differentialdiagnostisches Kriterium gegenüber der gewöhnlichen Arthrose, welche üblicherweise von keinem Erguss begleitet wird. Verschmälerung der Gelenkspalte (infolge Zerstörung des Knorpelüberzuges), subchondrale Sklerose und Auswachsen von Apophyten an den Gelenkrändern sowie Kapselverkalkungen und freie Gelenkkörper sind mit der gewöhnlichen Arthrose identische Befunde der Neuro-Arthropathie. Unterschiedlich ist jedoch das Ausmass dieser Veränderungen, indem die neuropathische Arthrose zu einer wesentlich stärkeren Destruktion und reaktiven Sklerose der knöchernen Gelenkflächen, zu ausgedehnteren apophytären Wucherungen und zu zahlreicheren sowie grösseren freien Gelenkkörpern führt als dies bei der Arthrose üblicherweise der Fall ist.

In fortgeschrittenen Stadien verbinden sich diese Veränderungen zudem mit Subluxationen, welche als Folge der Gelenkinstabilität auftreten. Im Bereiche der Metatarso- Phalangeal- und Interphalangealgelenke kann die ossäre Destruktion zu einer bleistiftspitzartigen Deformation am distalen Ende der Metatarsalia, beziehungsweise Phalangen führen (Abb. 33).

Entzündliche Knochen- und Gelenkerkrankungen

Osteomyelitis

Der Begriff «Osteomyelitis» bedeutet wörtlich übersetzt «Entzündung des Knochenmarks» und umfasst sinngemäss diejenigen ossären Entzündungen, welche primär oder sekundär das Knochenmark betreffen. Bleibt der Entzündungsprozess auf den Knochen oder eventuell nur auf das Periost beschränkt, so spricht man von Ostitis, beziehungsweise Periostitis; die allein im Knochen, beziehungsweise im Periost sich abspielende Entzündung stellt jedoch eine Ausnahme dar.

Pathogenetisch entsteht die Osteomyelitis entweder *hämatogen* (vor allem im Kindesalter), wobei sie sich bei Kindern mit Vorliebe in die Metaphyse der langen Röhrenknochen, beim Erwachsenen bevorzugt in die Wirbelsäule lokalisiert (endogene Osteomyelitis), oder sie entwickelt sich per continuitatem aus Weichteilentzündungen, offenen Wunden und Frakturen (exogene Osteomyelitis).

Für die *Erscheinungsformen* und auch die Lokalisation der Osteomyelitis bestimmend sind neben der Pathogenese vor allem das Alter des Patienten, die Art des Erregers und die Abwehrlage des Organismus. Während z.B. die eitrige Osteomyelitis des Säuglings durch eine rasche Ausbreitung der Entzündung in den subperiostalen Raum und die benachbarten Gelenke gekennzeichnet ist, spielt beim Kind und Jugendlichen die Epiphysenfuge gewissermassen die Rolle einer Barriere, welche beim Erwachsenen wegfällt. Demzufolge ist im Erwachsenenalter die Neigung zur sekundären Gelenkbeteiligung wieder grösser. Andererseits zeigt die eitrige Osteomyelitis des Erwachsenen – im Gegensatz zu derjenigen des Säuglings und auch des Kindes – Tendenz zu chronisch-schleichendem Verlauf. Bei geringer Virulenz des Erregers und günstiger Abwehrlage des Organismus bleibt die Entzündung (auf jeder Altersstufe) lokalisiert und ist durch das Vorherrschen von Knochenneubildung (Sklerosierung) gekennzeichnet. Einen wesentlichen Einfluss auf die Erscheinungsformen der Osteomyelitis übt – wie im folgenden dargelegt wird – auch die Art des Erregers aus.

Eitrige Osteomyelitis

Ihr hauptsächlichster Erreger ist der Staphylococcus aureus; seltener wird sie durch Streptokokken und andere Erreger hervorgerufen.

Histologisch manifestiert sich die Entzündung im Knochen prinzipiell gleich wie in anderen Geweben: Hyperämie und Ödembildung, sowie Granulozyteninfiltrate, Gewebsnekrose und Eiterbildung stellen ihre Hauptkriterien dar. Vom Markraum ausgehend greift der Entzündungsprozess auf die Spongiosa, die Kortikalis und schliesslich auf das Periost über, wobei letzteres infolge der Eiterbildung von der Kortikalis abgehoben und dadurch zur Knochenneubildung angeregt wird. Diese periostale Knochenneubildung kann dabei ein erhebliches Ausmass erreichen. Nekrotischer Knochen wird durch einsprossendes Granulationsgewebe abgebaut. Erfolgt dieser Abbau unvollständig, so bleibt der tote Knochen als sogenannter Sequester zurück. Die aus der Entzündung resultierende, ossäre Destruktion wird stets, jedoch in mehr oder weniger ausgeprägter Form, auch von reaktiver, beziehungsweise reparativer Knochenneubildung begleitet.

Radiologisch müssen – trotz des Beginns der

Röntgensymptome der Osteomyelitis

		Zeitpunkt des Auftretens
Akute Osteomyelitis	Weichteilschwellung	3.–5. Tag
	Osteoporose	Ende der 1. Woche
	Osteolyse, Periostreaktion	2.–3. Woche
	Sequester	3.–6. Woche
Chronische Osteomyelitis	Osteosklerose	9.–12. Monat

Erkrankung im Knochenmark – die initialen Symptome in den angrenzenden Weichteilen gesucht werden.

Frühestens am 3. Tag stellt sich in der unmittelbaren Umgebung des (radiologisch zunächst nicht manifesten) ossären Entzündungsherdes eine durch Zellulitis und Ödem bedingte Weichteilschwellung ein, die an der Verlagerung (infolge Anschwellens der Muskulatur) und Konturunschärfe des perifaszialen Fettgewebes zu erkennen ist *(Abb. 34)*. Diese Veränderungen sind initial diskret und dementsprechend nur im Vergleich zur gesunden Gegenseite zu erfassen. Da es sich hierbei um das entscheidende, radiologische Frühsymptom der Osteomyelitis handelt, ist neben der sorgfältigen Analyse des Röntgenbildes die optimale Qualität desselben unerlässliche Voraussetzung.

Am Ende der ersten, anfangs der zweiten Woche treten am Knochen die ersten fassbaren Veränderungen in Form einer umschriebenen Osteoporose auf, in deren Bereich im Laufe der zweiten und dritten Woche – in Abhängigkeit von der Ausbreitungsgeschwindigkeit der Entzündung –

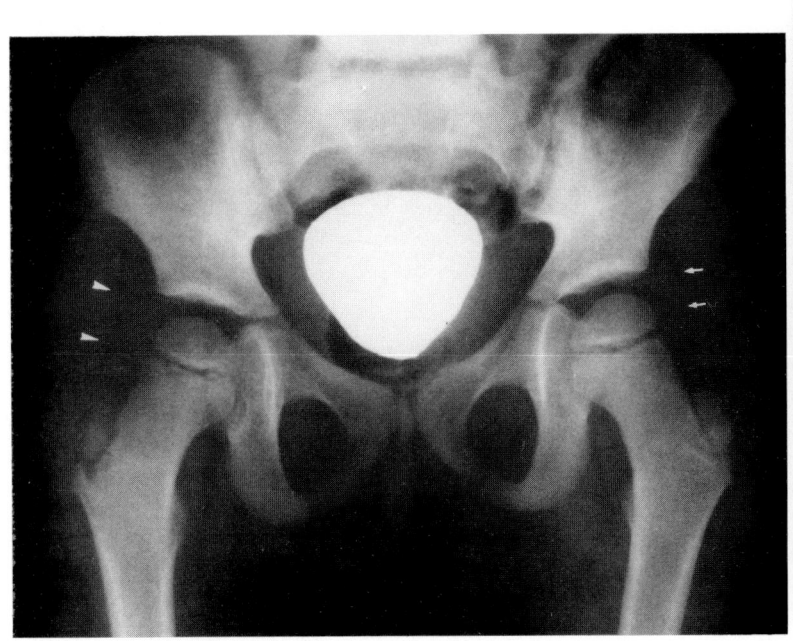
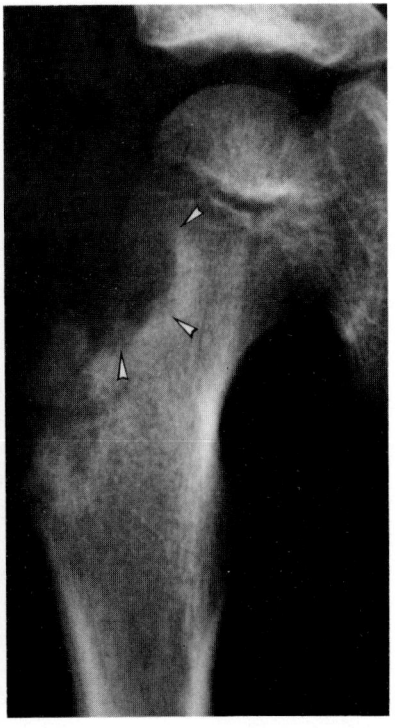

a
b

*Abb. 34: **Akute Osteomyelitis** rechter Schenkelhals.*

a) Initialstadium: Konturunschärfe des perifaszialen Fettgewebes (▶) Vergleiche mit gesunder Gegenseite (→).

b) 2 Wochen später: Auftreten einer geographischen Osteolyse (▷) verbunden mit Osteoporose des proximalen Femurs.

41

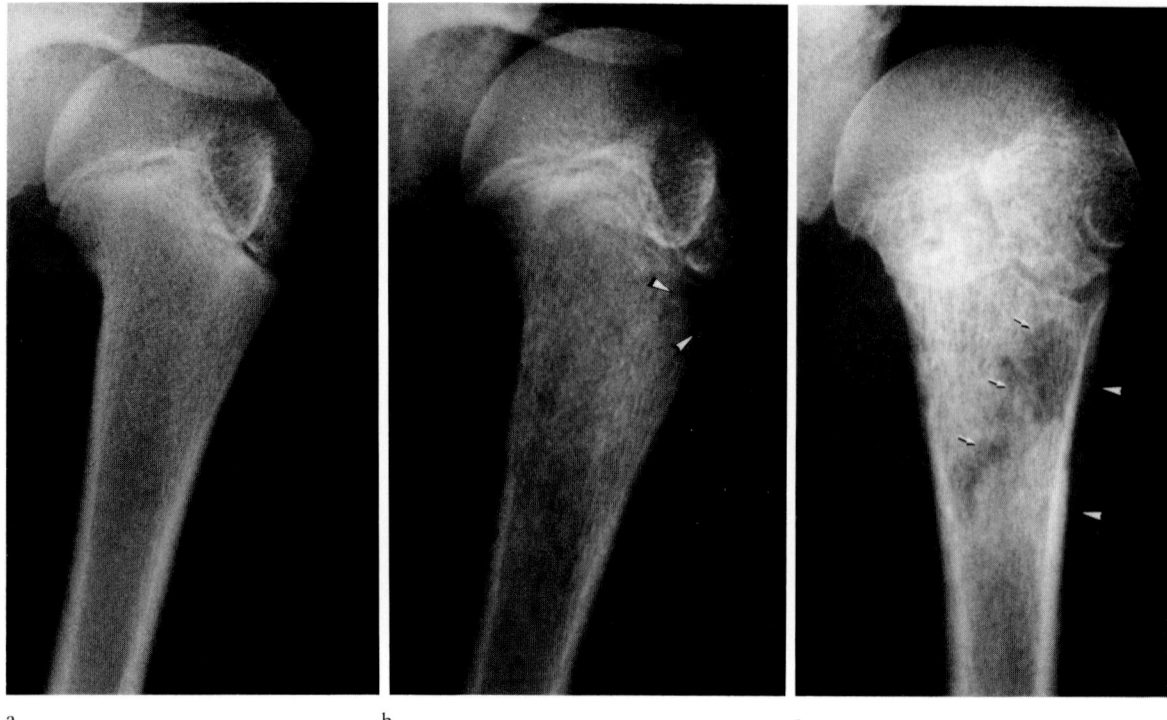

a   b   c

*Abb. 35: **Akute Osteomyelitis** proximale Humerusmetaphyse.*

a) 6 Tage nach Einsetzen der klinischen Symptome. Keine ossären Veränderungen.
b) 14 Tage nach Beginn der klinischen Symptome: Osteoporose; beginnende Osteolyse (▷).
c) 21 Tage nach Beginn der Symptome: geographische Osteolyse (→); solide Periostreaktion (▶).

eine mottenfrassähnliche oder geographische Osteolyse zu erkennen ist *(Abb. 35)*. Diese verbindet sich – je nach Aggressivität der Entzündung – mit einer soliden oder lamellären Periostreaktion, deren Längenausdehnung durch das Ausmass der subperiostalen Abszedierung bestimmt wird (Abb. 22a, 23a).

Im Rahmen der ossären Destruktion können bereits in der 3.–6. Woche (eventuell auch später) Sequester auftreten *(Abb. 36)*. Es handelt sich hierbei um abgestorbene, jedoch unvollständig von Granulationsgewebe abgebaute und damit innerhalb einer Destruktionshöhle (Osteolyse) demarkierte Knochenstücke aus der Kortikalis (Kortikalis-Sequester) oder der Spongiosa (Spongiosa-Sequester). Da der Sequester als vollständig aus der lebenden Umgebung gelöstes, totes Knochenstück nicht mehr an der entzündlichen Osteoporose des noch vitalen Knochens teilnehmen kann und somit seinen primären Kalkgehalt beibehält, fällt er im Röntgenbild bei der akuten Osteomyelitis – im Gegensatz zur chronischen Osteomyelitis, wo die Osteoporose fehlt – durch erhöhte Dichte auf. Als Folge reparativer Vor-

gänge kommt es nach Monaten zu sowohl endostaler wie periostaler Knochenneubildung (Sklerose), die den Knochen nicht nur in seiner Struktur, sondern auch in seiner Form verändert und ihm ein pagetartiges Aussehen verleiht (Abb. 36). Damit ist das Stadium der chronischen Osteomyelitis erreicht, wobei an der Hautoberfläche austretende Fistelbildungen das Bild vervollständigen.

Brodie-Abszess

Hierbei handelt es sich um eine durch relativ geringe Virulenz des Erregers und gute Abwehrlage des Organismus begünstigte Sonderform der eitrigen Osteomyelitis, welche sich durch das Vorherrschen von Knochenneubildung gegenüber der Knochendestruktion auszeichnet *(Abb. 37)*.

Vorwiegend zwischen dem 18. und dem 25. Lebensjahr in den Metaphysen langer Röhrenknochen auftretend, manifestiert sich diese Osteomyelitisform radiologisch durch eine zentrale, geographische Osteolyse mit ausgeprägter Umgebungssklerose.

42

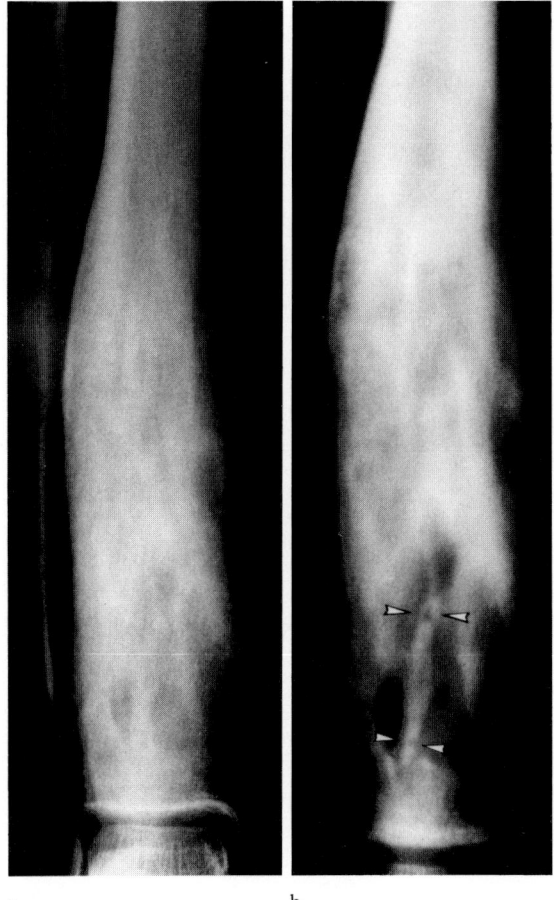

a   b

*Abb. 36: **Chronische Osteomyelitis** der distalen Tibia.*

a) Übersichtsaufnahme.
b) Tomogramm.

Die aufgetriebene, durch Osteolysen und Sklerosen paget-artig veränderte Tibia enthält einen im Tomogramm (in b) deutlich sichtbaren Sequester (▶ ◀).

Knochen-Tuberkulose

Pathogenetisch entsteht die Knochen-Tbc auf *hämatogenem* Wege (wobei der Ausgangspunkt meist in den Lungen liegt), entweder als *Früh-streuung,* das heisst im unmittelbaren Anschluss an eine Primoinfektion (vom tuberkulösen Pri-märkomplex aus), oder als *Spätstreuung,* das heisst nach mehrjährigem, symptomfreiem Inter-vall. Ursache der Spätstreuung ist eine Abnahme der Resistenz im höheren Alter durch Diabetes mellitus, chronische Intoxikation (Alkohol, usw.) sowie langdauernde Steroid-Applikation. Häufig-ste Form der Knochen-Tuberkulose ist die *Spon-dylitis tuberculosa.*

Nach neueren Untersuchungen ist anzuneh-men, dass zunächst eine Vielzahl miliarer Able-

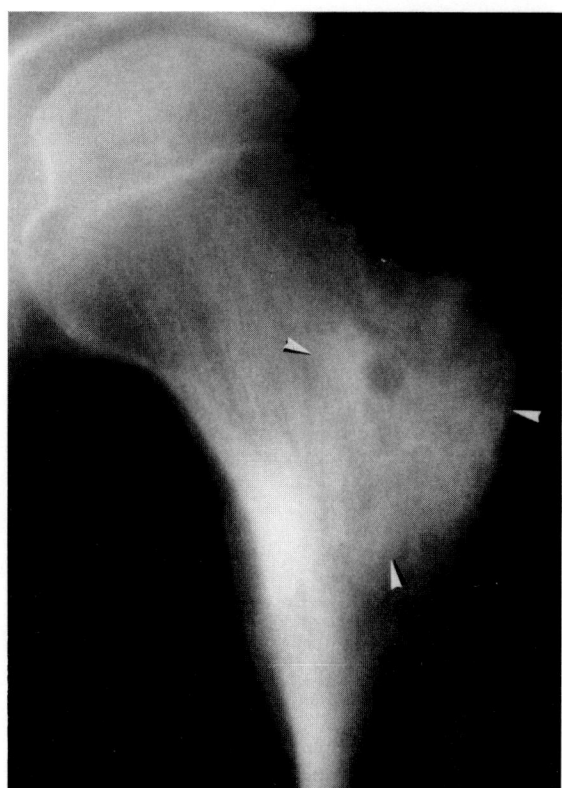

*Abb. 37: **Brodie-Abszess.***

Zentrale Osteolyse mit ausgedehnter, umgebender Osteo-sklerose (▶). Differentialdiagnostisch können hier Schwierig-keiten gegenüber einem Osteoid-Osteom entstehen (vergleiche Abb. 18a).

ger in der ganzen Wirbelsäule auftreten. Während die meisten Herde vernarben, schliessen sich in den bandscheibennahen Abschnitten zweier be-nachbarter Wirbelkörper die miliaren Herde zu verkäsenden Konglomeraten zusammen. Das Re-sultat ist eine Destruktion der Spongiosa, über welcher die ihrer Stütze beraubte Deckplatte ein-bricht (Wirbelkaverne). Die Folge davon ist, dass sich der Nucleus pulposus aus der Bandscheibe in den ossären Defekt entleert und dadurch eine Verschmälerung der Bandscheibe bedingt. Unter dem Achsendruck der Wirbelsäule weichen die tuberkulösen Käsemassen unter die seitlichen, seltener die ventralen Längsbänder aus (Sen-kungsabszess). Die mit der Kavernisierung ver-bundene Schwächung des Wirbelkörpers führt zu Keilwirbelbildung und dadurch zur Achsenknik-kung der Wirbelsäule (Gibbus).

Radiologisch stellt (auf Übersichtsaufnahmen) die Verschmälerung der Bandscheibe das ent-

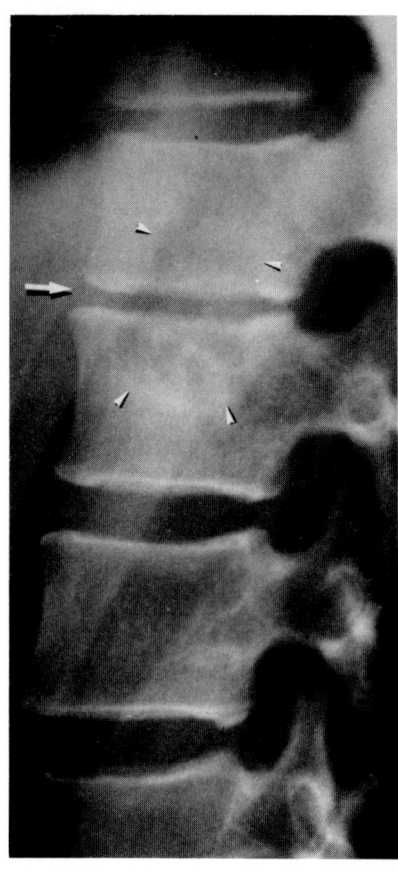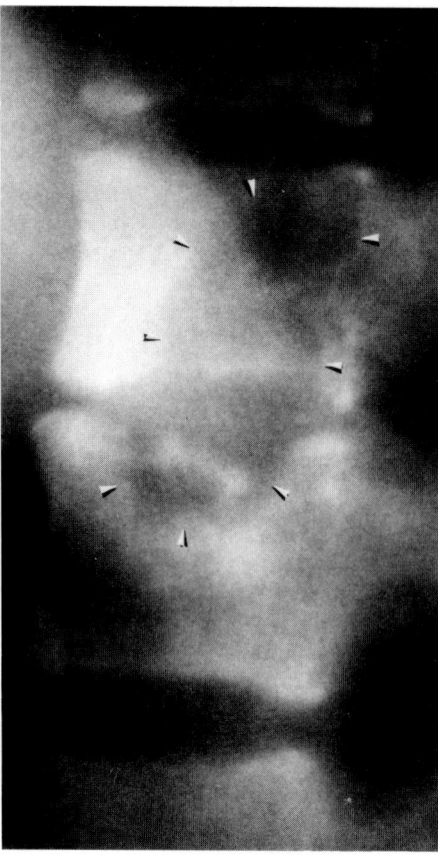

a   b

Abb. 38: **Spondylitis Tuberculosa.**

a) Übersichtsaufnahme.
b) Tomogramm.

Verschmälerung der Bandscheibe (→) bedingt durch Austreten des Nucleus pulposus in die Wirbelkavernen der angrenzenden Wirbelkörper (►), deren Ausmasse im Tomogramm (in b) besser erfasst werden können.

scheidende Frühsymptom dar, welches in jedem Fall eine tomographische Abklärung der beiden benachbarten Wirbelkörper erfordert, um den Nachweis der zugrunde liegenden, ossären Destruktion zu erbringen *(Abb. 38)*. Die durch vorquellende Käsemassen bedingte, seitliche Ausbuchtung der Längsbänder ist im Bereiche der BWS leicht als spindelförmige Verbreiterung des paravertebralen Weichteilbegleitschattens zu erkennen, an der LWS – wegen des fehlenden Dichteunterschiedes zum Psoas – jedoch meist nicht zu sehen *(Abb. 39a)*. Bei fortschreitender Destruktion der befallenen Wirbelkörper kommt es zum Zusammensintern derselben und damit zur Achsenknickung der Wirbelsäule. Da die Tuberkulose mit Vorliebe die vorderen Wirbelkörperanteile befällt, resultiert in der Regel eine Gibbus-Bildung *(Abb. 40)*. Diese letztere, zusammen mit ver-

kalkten Senkungsabszessen (sogenannte kalte Abszesse) stellen die Spätstadien der Spondylitis tuberculosa dar *(Abb. 41)*. Das Auftreten von Sklerosierungen deutet auf reparative Knochenneubildung hin (Abb. 40).

In *differentialdiagnostischer* Hinsicht ist die klassische Spondylitis-Trias, nämlich das gleichzeitige Vorkommen von Zwischenwirbelscheibenverschmälerung, Wirbelkörperdestruktion und spindelförmiger Verdickung der paravertebralen Weichteile, für die Tuberkulose keineswegs spezifisch, sondern stellt auch das radiologische Substrat der pyogenen Spondylitis (Staphylokokken) dar. In der Tat ist eine sichere Differenzierung zwischen tuberkulöser und eitriger Spondylitis auf radiologischer Basis allein nicht möglich, sondern bedarf des Erregernachweises.

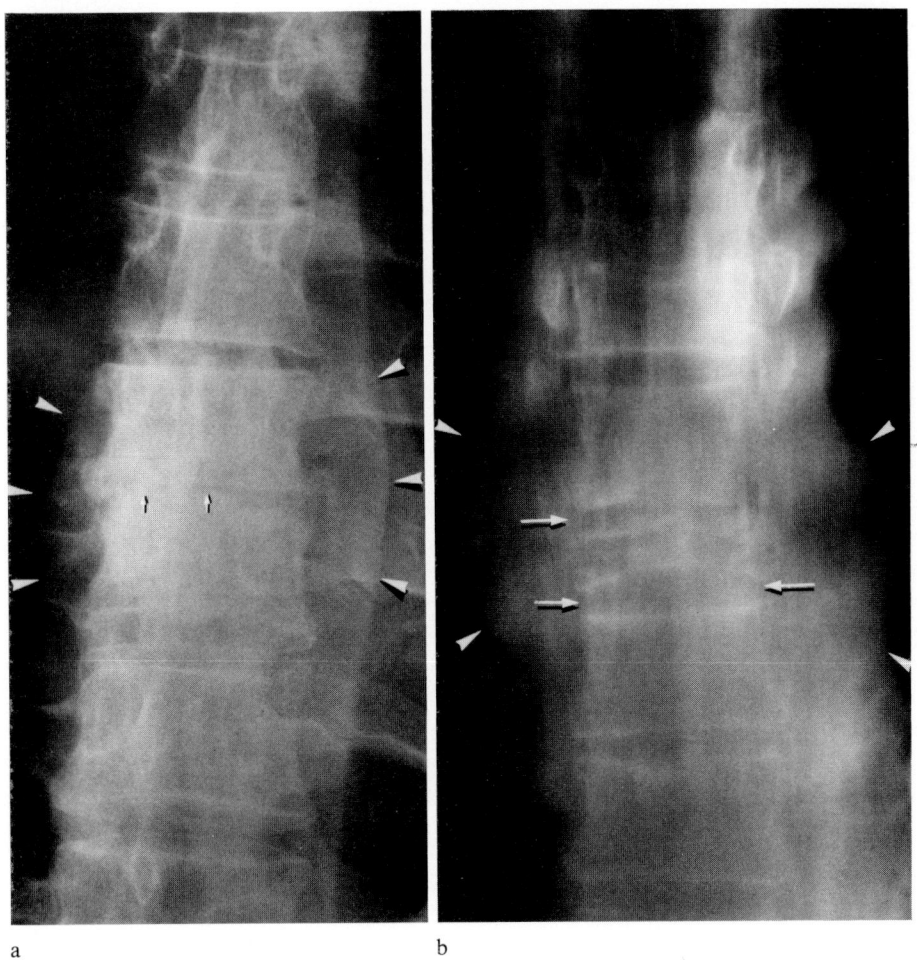

a   b

Abb. 39:

a) *Spondylitis tuberculosa.*
b) *Wirbelmetastase.*

   Spindelförmige Verbreiterung der paravertebralen Weichteile (►) in a bedingt durch Käsemassen, in b durch Tumor. Bei der Spondylitis ist die Bandscheibe zerstört (→), bei der Metastase trotz pathologischer Wirbel-Kompressionsfraktur erhalten (→).

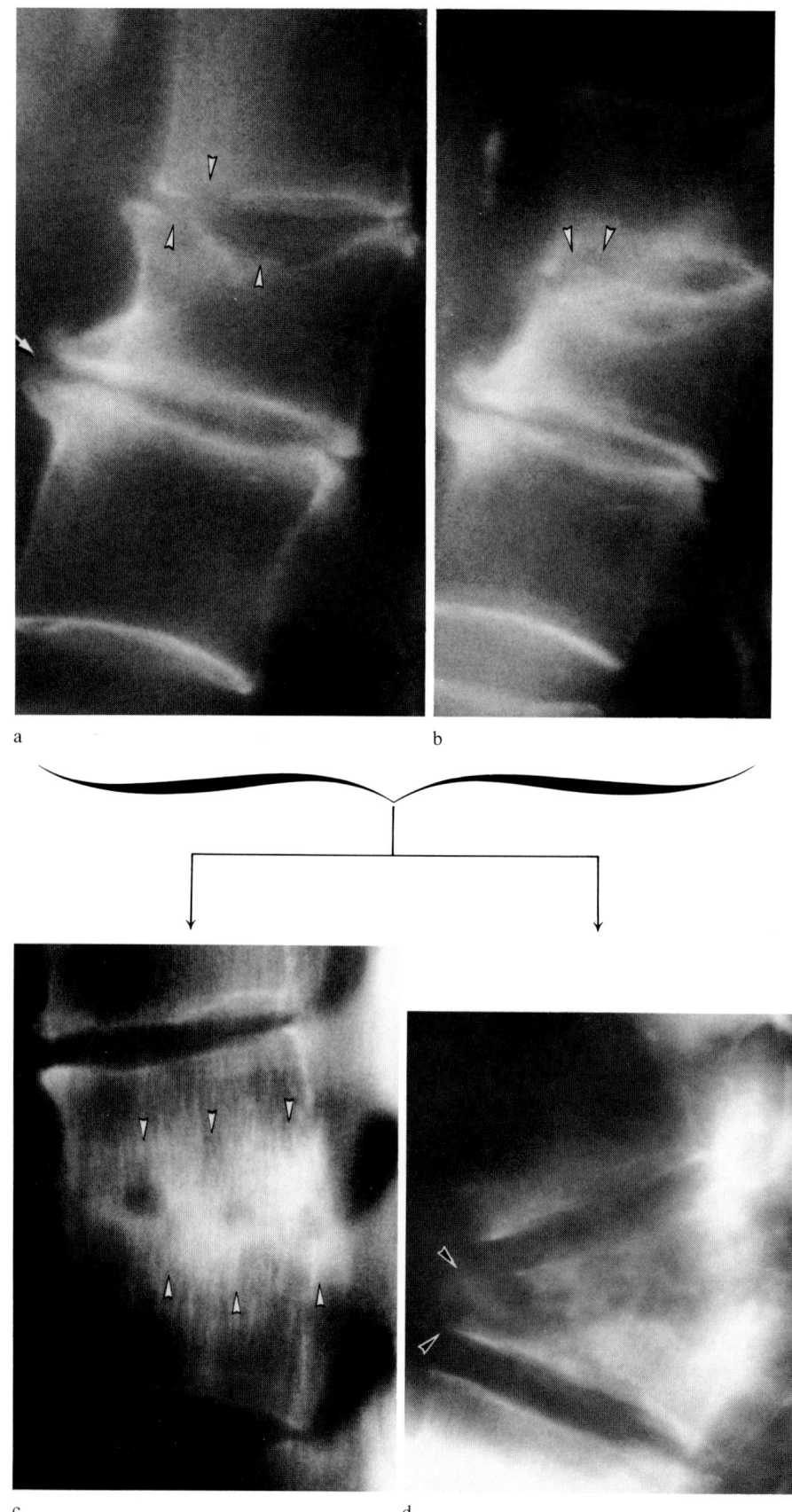

a   b

c   d

Abb. 40: **Spondylitis-Verlauf.**

a) *Frühstadium:* Bandscheibenverschmälerung mit Destruktion der angrenzenden Deck- und Bodenplatte (▷). Beachte in differentialdiagnostischer Hinsicht die Spondylose im Bereiche der nächstunteren Bandscheibe (→).

b) Zunahme der Destruktion an der Bodenplatte (▷).

c) *Spätstadium* bei Vorherrschen der reparativen Vorgänge mit erheblicher Sklerosierung (▷). Die beiden Wirbelkörper sind praktisch miteinander verschmolzen.

d) Vorherrschen der Destruktion mit fast vollständiger Zerstörung der beiden Wirbelkörper (vor allem in den vorderen Abschnitten), mit sekundärer Gibbus-Bildung (▷).

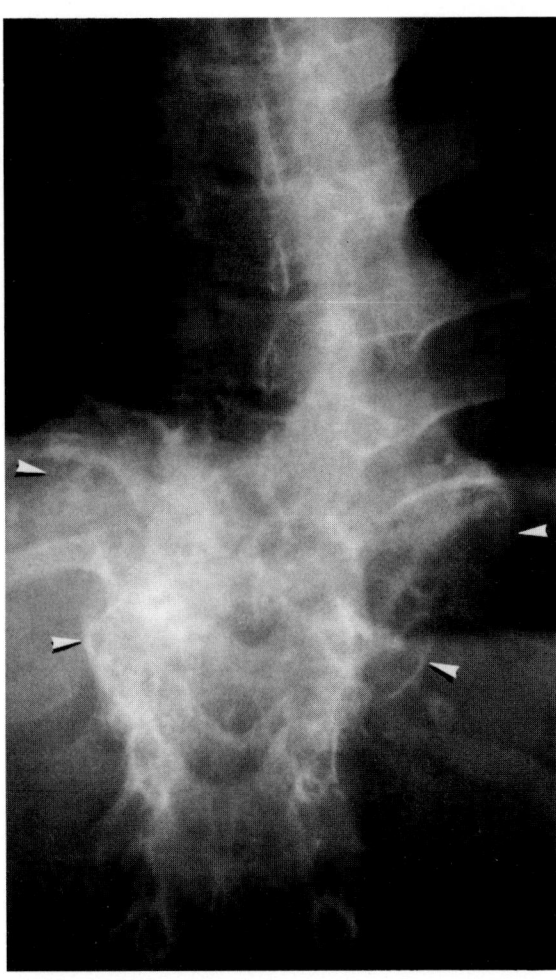

Abb. 41: **Spondylitis Tuberculosa.**
Spätstadium mit verkalktem (kaltem) paravertebralem Abszess (▶).

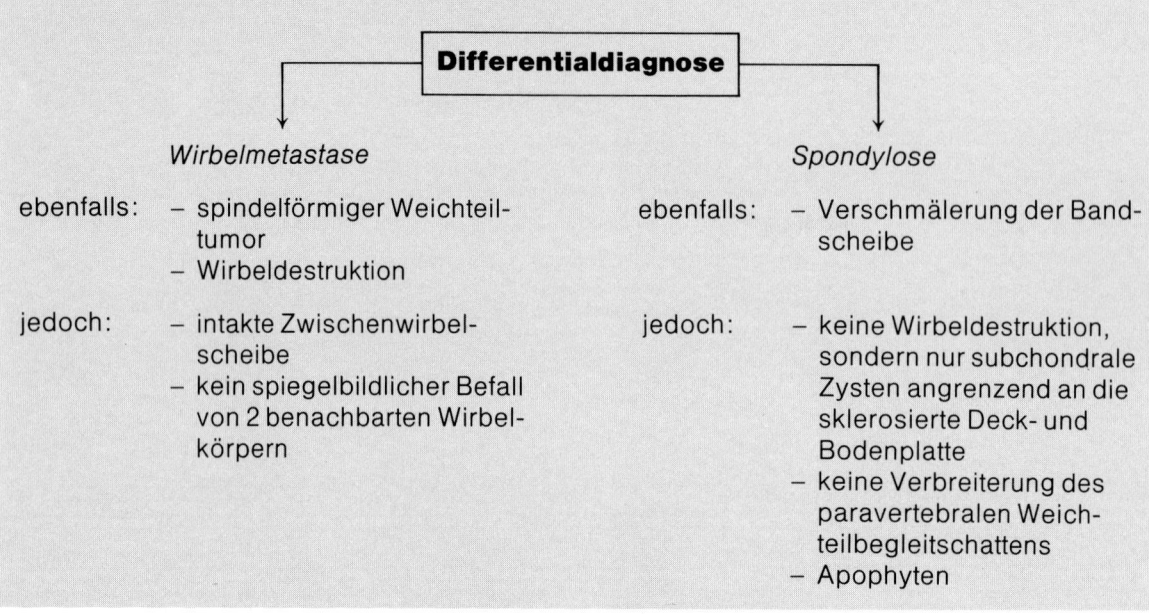

Radiologische Trias der Spondylitis

– Verschmälerung der Zwischenwirbelscheibe
– Destruktion der an die verschmälerte Zwischenwirbelscheibe grenzenden einander
  benachbarten Wirbelkörper (im Frühstadium nur auf Tomogrammen sichtbar)
– Spindelförmige Verbreiterung des paravertebralen Weichteilbegleitschattens
  (nur im Bereiche der BWS deutlich – da hier zur Lunge kontrastierend)

Differentialdiagnose

Wirbelmetastase

ebenfalls:
– spindelförmiger Weichteiltumor
– Wirbeldestruktion

jedoch:
– intakte Zwischenwirbelscheibe
– kein spiegelbildlicher Befall von 2 benachbarten Wirbelkörpern

Spondylose

ebenfalls:
– Verschmälerung der Bandscheibe

jedoch:
– keine Wirbeldestruktion, sondern nur subchondrale Zysten angrenzend an die sklerosierte Deck- und Bodenplatte
– keine Verbreiterung des paravertebralen Weichteilbegleitschattens
– Apophyten

Schwierigkeiten können unter Umständen – insbesondere für den Anfänger – die *Abgrenzung* der Spondylitis *gegenüber* einer *Wirbelmetastasierung* bieten, da Ableger (z.B. eines Bronchus- oder Mamma-Karzinoms) ebenfalls eine Destruktion und Frakturierung des Wirbelkörpers mit Achsenknickung der Wirbelsäule, sowie eine durch Tumorexpansion bedingte, spindelförmige Verbreiterung des paravertebralen Weichteilbegleitschattens hervorrufen können (Abb. 39b).

Wichtiges differentialdiagnostisches Kriterium ist in diesen Fällen das Erhaltenbleiben der Zwischenwirbelscheibe und das Fehlen eines spiegelbildlichen Befalls des nächst angrenzenden Wirbels.

Schliesslich muss die Spondylitis auch gegenüber *degenerativen Wirbelsäulenveränderungen* (Osteochondrose, Spondylose) abgegrenzt werden, welche ebenfalls mit einer Verschmälerung der Bandscheibe einhergehen (siehe Seite 37).

Bei der Osteochondrose, beziehungsweise Spondylose bleibt jedoch die Deck- beziehungsweise Bodenplatte, abgesehen von eventuell vorhandenen Schmorlschen Knötchen und Konturenunregelmässigkeiten, nicht nur intakt, sondern ist zu-

sätzlich durch reparative Sklerosierung verdickt und läuft typischerweise in osteophytäre Randwulstbildungen aus. Bei der Osteochondrose und Spondylose fehlt selbstverständlich auch die Verbreiterung des paravertebralen Weichteilbegleitschattens.

Arthritis

Die Diagnose einer Gelenkentzündung erfolgt primär durch die Klinik und nicht durch eine Röntgenuntersuchung. Eine Ausnahme dieser Regel bildet vor allem die PCP und der Morbus Bechterew. Trotz dieser Einschränkung ist die Kenntnis der Röntgensymptomatik vor allem deshalb von Bedeutung, weil radiologische Verlaufsbeobachtungen Aufschluss über die Aktivität der Entzündung und den Behandlungserfolg vermitteln.

Prinzipiell manifestiert sich eine Arthritis – und zwar unabhängig von Ätiologie und Lokalisation – durch die folgende *Sequenz von Symptomen:*

Allgemeine Röntgensymptomatik der Arthritis

Reihenfolge des Auftretens

Früh – Gelenkserguss (Ausspannung der
　　　　Gelenkkapsel)
　　　– Gelenknahe Osteoporose
　　　– Verschmälerung des Gelenkspal-
　　　　tes
Spät – Konturdefekte (Usuren, Destruk-
　　　　tionen)

Ausgesprochene Spätsymptome:
– Gelenkfehlstellung (Sub- und Luxatio-
　nen)
– Ankylosen

Der Gelenkserguss ist das erste, radiologische Zeichen, wobei dessen Nachweis klinisch natürlich leichter gelingt als im Röntgenbild. Dabei stellen die diagnostischen Schwierigkeiten nicht nur ein quantitatives Problem dar, sondern hängen in erheblichem Masse mit der Gelenksmorphologie zusammen. Letztere begünstigt den Ergussnachweis zum Beispiel am Kniegelenk, wo sich der Recessus suprapatellaris in Form einer Weichteilschwellung ausweitet *(Abb. 42b)*.

Voraussetzung für deren Erfassung im Röntgenbild ist eine die Weichteile mitdarstellende Aufnehmetechnik (nicht zu stark exponierte Aufnahmen!), wobei der Vergleich mit der gesunden Gegenseite ein wichtiges, ja oft unentbehrliches Hilfsmittel darstellt. Der radiologische Ergussnachweis basiert generell auf der Beurteilung der paraartikulären Weichteile, d. h. auf der Erkennbarkeit des in Form einer Weichteilschwellung sich ausweitenden Gelenkraumes. In diesem Zusammenhang ist hervorzuheben, dass die oft zitierte ergussbedingte Gelenkspaltverbreiterung nur sehr selten zu beobachten ist, denn der Exsudationsdruck ist in der Regel nicht hoch genug, um die an der Artikulation beteiligten Knochen auseinander zu drängen. Eine Ausnahme bildet die sogenannte Distensionsluxation im Säuglings- und Kleinkindesalter, welche zum Beispiel bei einer Koxitis zu einem wichtigen, radiologischen Frühkriterium werden kann *(Abb. 43)*. Die in Zusammenhang mit Zirkulationsstörungen und Inaktivität stehende, *gelenknahe Osteoporose* tritt als nächstes, radiologisches Zeichen der Arthritis entweder unmittelbar subchondral oder im Berei-

che der geschlossenen (oder noch offenen) Wachstumsfuge auf (Abb. 42b, 45). Die in der Folge sich einstellende *Verschmälerung des röntgenologischen Gelenkspaltes* (Abb. 42b, 47) ist Ausdruck der Knorpeldestruktion, welcher verschiedene Ursachen zugrunde liegen können. Unter anderem kann es sich um eine durch Eiter oder lysosomale Enzyme hervorgerufene Chondrolyse oder um Abbau des Gelenkknorpels durch eine von der Synovialmembran ausgehende Pannusbildung handeln.

Schliesslich treten an den artikulierenden Knochen *Konturdefekte* auf, wobei man je nach Ausmass der ossären Zerstörung von *Usuren* (kleine Defekte) oder von *Destruktionen* (grössere Osteolysen) spricht (Abb. 42c, 47).

Ausgesprochene *Spätveränderungen* der Arthritis stellen einerseits Gelenkfehlstellungen (Sub-und Luxationen) infolge Kapsel- und Bänderdestruktion, andererseits Ankylosen dar (Abb. 45, 48).

Bakterielle Arthritis

Die bakterielle Arthritis ist eine Monarthritis und wird zweckmässig in die eitrige (am häufigsten durch Staphylokokken und Streptokokken hervorgerufen) und in die tuberkulöse Arthritis unterteilt. Hinsichtlich der Sequenz der radiologischen Arthritis-Symptome weisen die beiden Gruppen gewisse, für die Röntgendiagnostik bedeutsame Unterschiede auf:

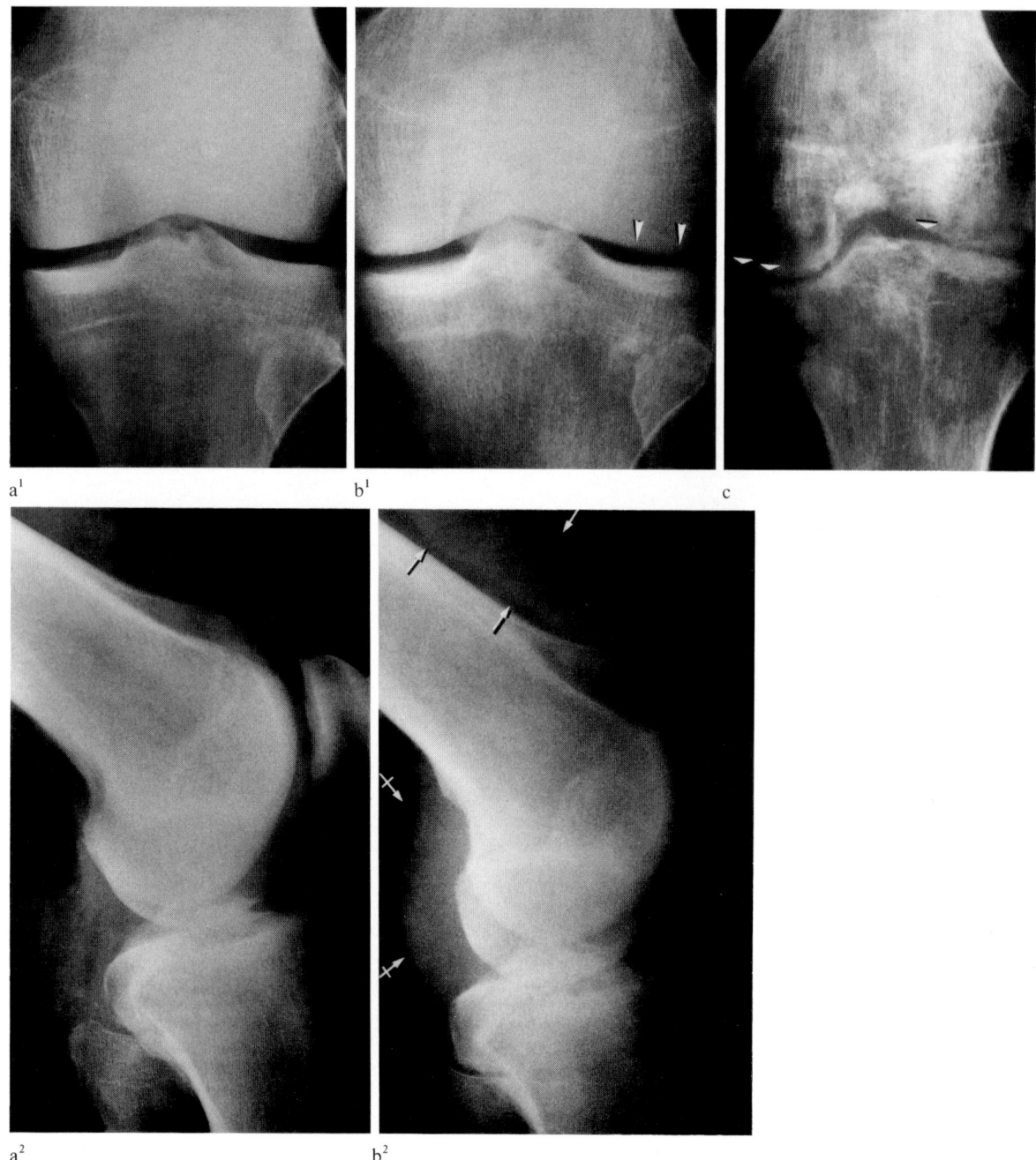

a^1 b^1 c

a^2 b^2

Abb. 42: **Bakterielle Monarthritis.**

a) Normales Kniegelenk; b) Frühstadium; c) Spätstadium.

Durch Erguss bedingte Weichteilschwellung im Bereiche des Recessus suprapatellaris (→) und in der Poplitea (↔); Subchondrale Osteoporose (►) mit Gelenkspaltverschmälerung (Vergleiche dazu dieselben Regionen beim normalen Kniegelenk in a).
Aufhebung des radiologischen Gelenkspaltes durch Knorpeldestruktion im Spätstadium (in c); Usuren (►).

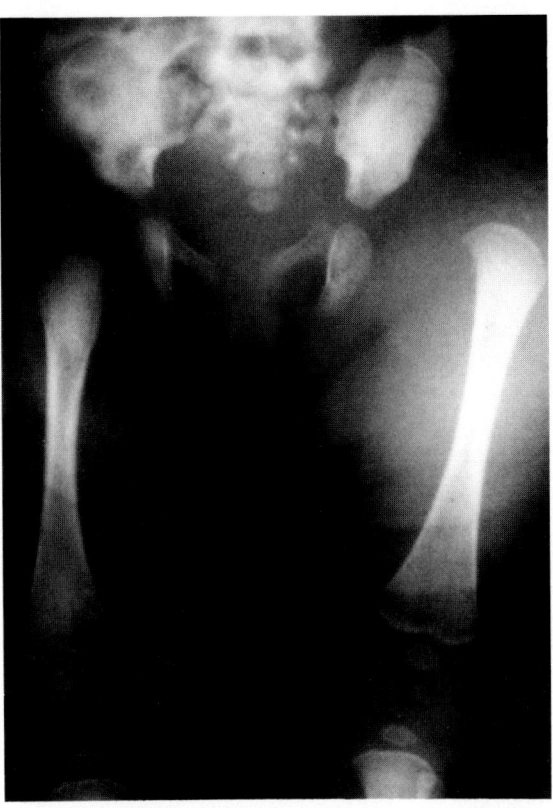

Abb. 43: Coxitis links.
Durch massiven, entzündlichen Gelenkserguss bedingte Luxation (Distensionsluxation) des linken Hüftgelenkes. Beachte die deutliche, bis in den Oberschenkel reichende Weichteilschwellung links (im Vergleiche zur gesunden rechten Seite).

Differentialdiagnostische Kriterien der tuberkulösen und nichttuberkulösen, bakteriellen Arthritiden

	Pyogene Arthritis	Tuberkulöse Arthritis
Entwicklung der Röntgensymptome	rasch (über Tage und Wochen)	langsam (über Monate und Jahre)
Gelenknahe *Osteoporose*	weniger ausgeprägt als bei der Tbc-Arthritis	meist stark ausgeprägt (jedoch nicht in jedem Fall)
Gelenkspaltverschmälerung	frühzeitig (vor Ende der 1. Woche)	spät (eventuell erst nach Monaten)
Ankylose	häufig	selten

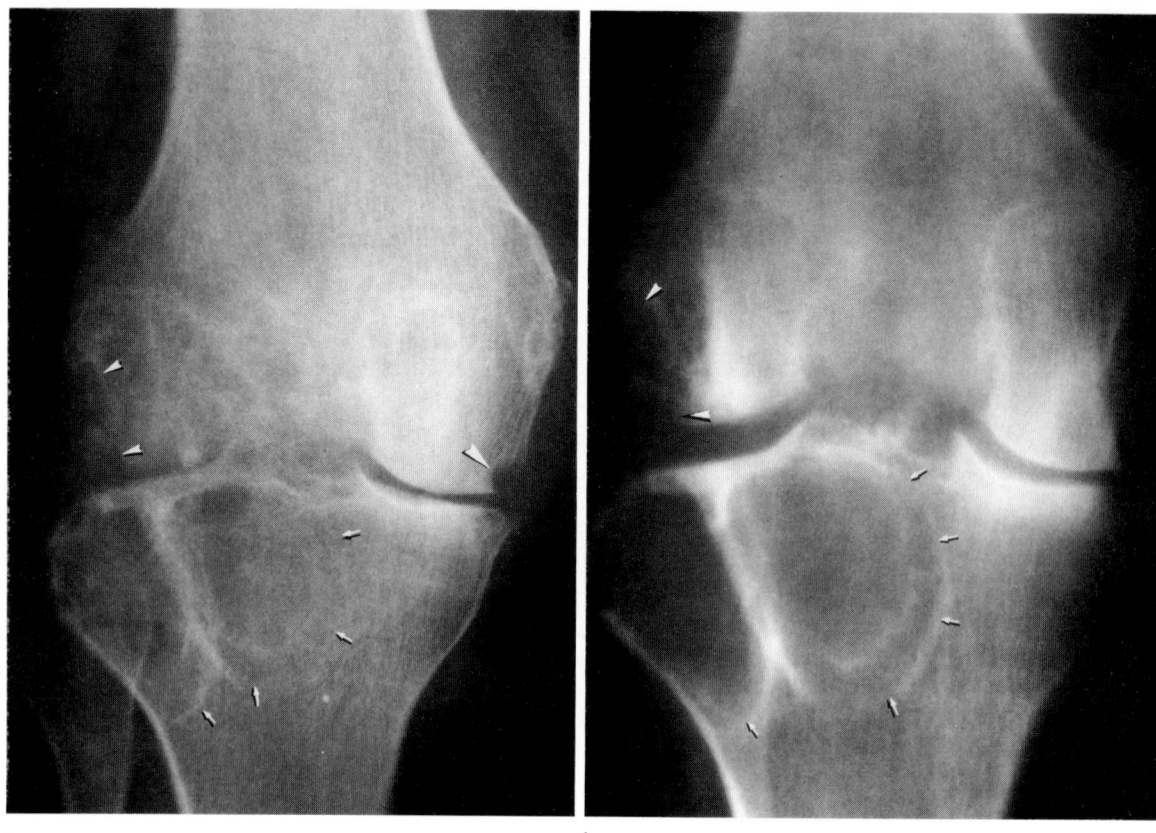

a   b

*Abb. 44: **Gonitis tuberculosa.***

a) Übersichtsaufnahme.
b) Tomogramm.

   Trotz erheblicher Destruktionen an den Gelenksrändern (▶) sowie in den Gewicht tragenden Partien in Form grosser Zysten (→) relativ gut erhaltener Gelenksspalt.

Das wichtigste Unterscheidungsmerkmal besteht vor allem im zeitlichen Ablauf der radiologischen Symptome, welcher sich bei der pyogenen Arthritis über Tage und Wochen, bei der tuberkulösen Arthritis jedoch über Monate und Jahre erstreckt. Dementsprechend kommt es bei der pyogenen Arthritis schon frühzeitig, das heisst innerhalb der ersten Woche zur Destruktion vorwiegend der gewichttragenden Knorpelabschnitte mit konsekutiver Gelenkspaltverschmälerung und auch zu rasch, das heisst innerhalb von 8 – 10 Tagen auftretenden Konturdefekten am angrenzenden Knochen (Abb. 42c). Demgegenüber zeichnet sich die tuberkulöse Arthritis dadurch aus, dass der Gelenkspalt lange erhalten bleibt und die spät (nach Monaten) einsetzenden ossären Destruktionen nicht in den gewichttragenden Partien, sondern an den Gelenkrändern

beginnen *(Abb. 44)*. Im Gegensatz zur eitrigen Arthritis sind bei der tuberkulösen Gelenkentzündung Ankylosierungen selten.

Entzündlich-rheumatische Arthritis

   Die entzündlich-rheumatischen Gelenkerkrankungen sind im Gegensatz zur bakteriellen Arthritis *Polyarthritiden.* Sie unterteilen sich in *idiopathische* (wie z. B. die PCP), unter denen sich atypische Formen (wie z. B. die Psoriasis-Arthritis) und Spezialformen (wie z. B. der Morbus Bechterew) abgrenzen lassen sowie im *Zusammenhang mit Kollagenosen* (z. B. Sklerodermie) oder mit *biochemischen Störungen* (wie z. B. Gicht) auftretenden Polyarthritiden.

Progressiv-chronische Polyarthritis (PCP)

Die progressiv-chronische Polyarthritis ist eine entzündliche Erkrankung des Bindegewebes unbekannter Ätiologie, welche von der Membrana synovialis ihren Ausgang nimmt und sich dementsprechend bevorzugt an Gelenken manifestiert, jedoch auch Schleimbeutel und Sehnenscheiden befällt. Primärer Sitz sind in 95% der Fälle die Metakarpo-Phalangeal- und die proximalen Interphalangealgelenke. Die mit den histomorphologischen Veränderungen korrelierenden Röntgensymptome treten dabei in der für eine Arthritis typischen Sequenz auf:

diologisch an einer Weichteilschwellung neben dem Processus styloideus ulnae und im weiteren Verlauf am Auftreten von Substanzdefekten an dessen Konvexseite zu erkennen ist *(Abb. 46)*. Die im weiteren Verlauf durch Hyperämie und schmerzbedingter Immobilisation hervorgerufene, gelenknahe Osteoporose kann an den befallenen Gelenken bandförmigen Charakter annehmen (Abb. 45). Das Auftreten von Gelenkspaltverschmälerungen weist auf eine Zerstörung des Gelenkknorpels hin, welche von Usuren an den Gelenkrändern und schliesslich auch in den zentralen Gelenkabschnitten gefolgt ist *(Abb. 47)*. Diese Knorpel- und Knochendestruktionen sind

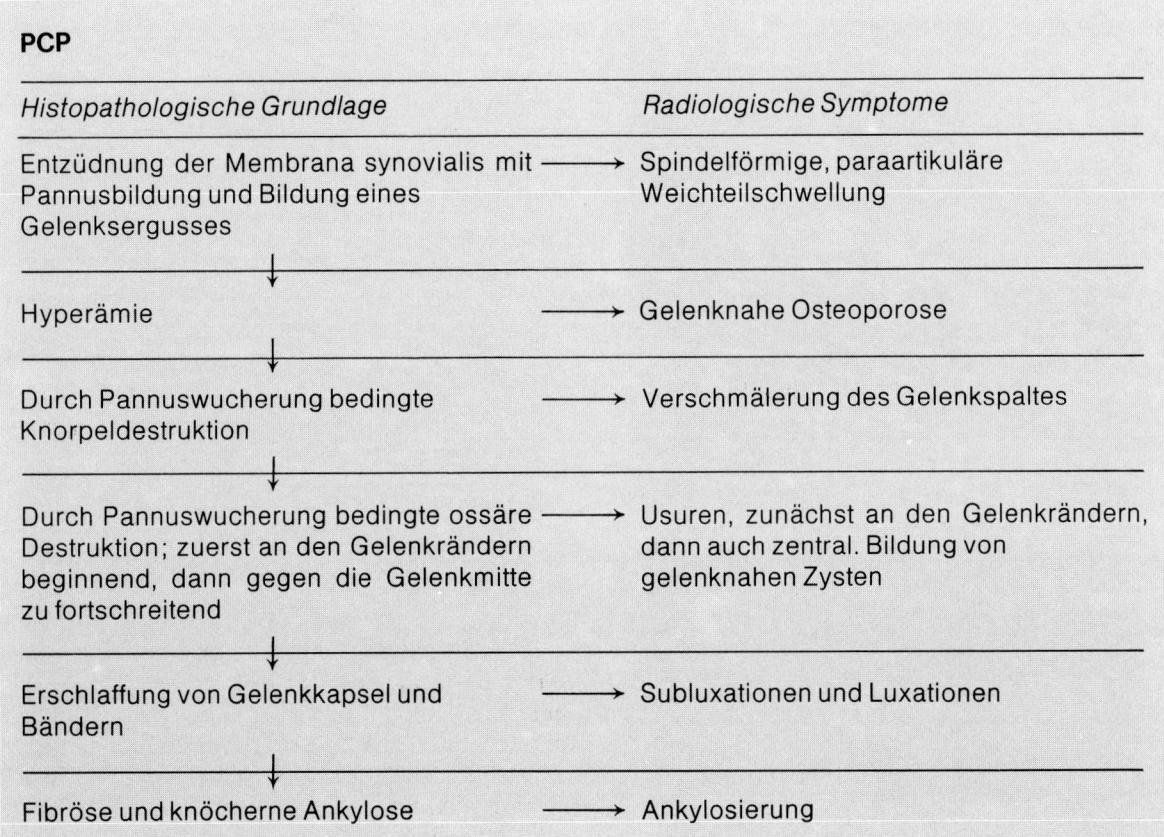

PCP

Histopathologische Grundlage	Radiologische Symptome
Entzüdnung der Membrana synovialis mit Pannusbildung und Bildung eines Gelenksergusses	→ Spindelförmige, paraartikuläre Weichteilschwellung
Hyperämie	→ Gelenknahe Osteoporose
Durch Pannuswucherung bedingte Knorpeldestruktion	→ Verschmälerung des Gelenkspaltes
Durch Pannuswucherung bedingte ossäre Destruktion; zuerst an den Gelenkrändern beginnend, dann gegen die Gelenkmitte zu fortschreitend	→ Usuren, zunächst an den Gelenkrändern, dann auch zentral. Bildung von gelenknahen Zysten
Erschlaffung von Gelenkkapsel und Bändern	→ Subluxationen und Luxationen
Fibröse und knöcherne Ankylose	→ Ankylosierung

Die radiologischen Frühsymptome der PCP lokalisieren sich in die paraartikulären Weichteile (der Metakarpo- phalangeal- und proximalen Interphalangealgelenke), welche durch das entzündliche Ödem, die synoviale Pannusbildung und vor allem durch den auftretenden Gelenkserguss in typischer Weise spindelförmig anschwellen *(Abb. 45)*. Ausserdem kann sich die PCP frühzeitig durch eine Tendovaginitis des Musculus extensor carpi ulnaris manifestieren, welche ra-

das Resultat der sich ausbreitenden Pannusbildung, welche auch für die Ausbildung von gelenknahen Zysten sowie für die Konturdefekte am Processus styloideus ulnae verantwortlich ist. Durch Erschlaffung von Kapsel und Bändern ausgelöste Sub- und Luxationen (Abb. 45) sind die häufigsten Spätveränderungen der PCP, während bindegewebige und knöcherne Ankylosierungen selten beobachtet werden *(Abb. 48)*.

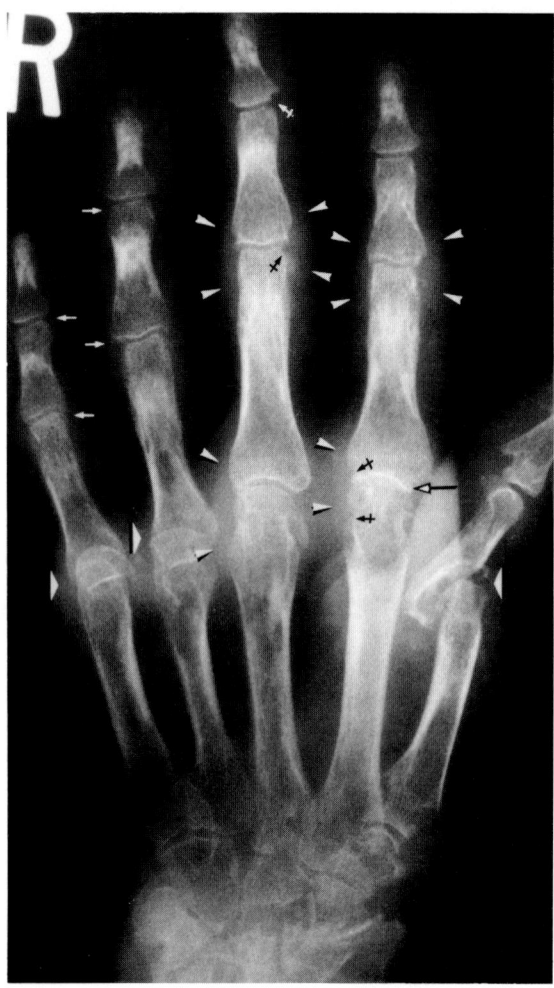

*Abb. 45: **Progressiv-chronische Polyarthritis (PCP)**.*
Spindelförmige Weichteilschwellung (►). Bandförmige paraartikuläre Osteoporose an sämtlichen Fingergelenken (→). Gelenksspaltverschmälerung (→). Usuren (↔).
Luxationen (►).

Im Verlaufe der Erkrankung können neben den Fingergelenken auch weitere Gelenke befallen werden, wobei die Sequenz der Symptome analog derjenigen an den Fingergelenken abläuft.

Differentialdiagnostisch gilt es, die PCP von anderen Polyarthritiden (wie z. B. von der Arthritis psoriatica (siehe Seite 56), der Spondylarthritis ancylopoetica (siehe Seite 58) und der Gicht (siehe Seite 59), sowie von Polyarthrosen (z. B. der Heberden-Arthrose, siehe Seite 39) abzugrenzen.

Radiologische Differentialdiagnose zwischen Arthritis und Arthrose

	Arthritis	Arthrose
Weichteilschwellung	+	−
Gelenknahe Osteoporose	+	−
Gelenkspalt-verschmälerung	+	+
Usuren	+	−
Subchrondrale Sklerose	−	+
Zysten	+	+
Apophyten	−	+

Die Gegenüberstellung von radiologischen Arthritis- und Arthrose-Symptomen zeigt, dass einerseits eindeutige Unterscheidungsmerkmale, andererseits jedoch auch Gemeinsamkeiten bestehen, die zu differentialdiagnostischen Schwierigkeiten Anlass geben können. Letzteres gilt vor allem für die bei beiden Erkrankungsformen auftretenden subchondralen Zysten. Diese lassen sich höchstens dadurch unterscheiden, dass die Ausdehnung der Arthrose-Zysten in Relation zur Grösse des befallenen Gelenkes steht, wogegen arthritische Zysten viel eher dazu neigen, sich «schrankenlos» auszubreiten; sie dehnen sich oft auch an kleinen Gelenken soweit aus, dass es zu schweren Zerstörungen der artikulierenden Knochenteile kommt *(Abb. 49)*.

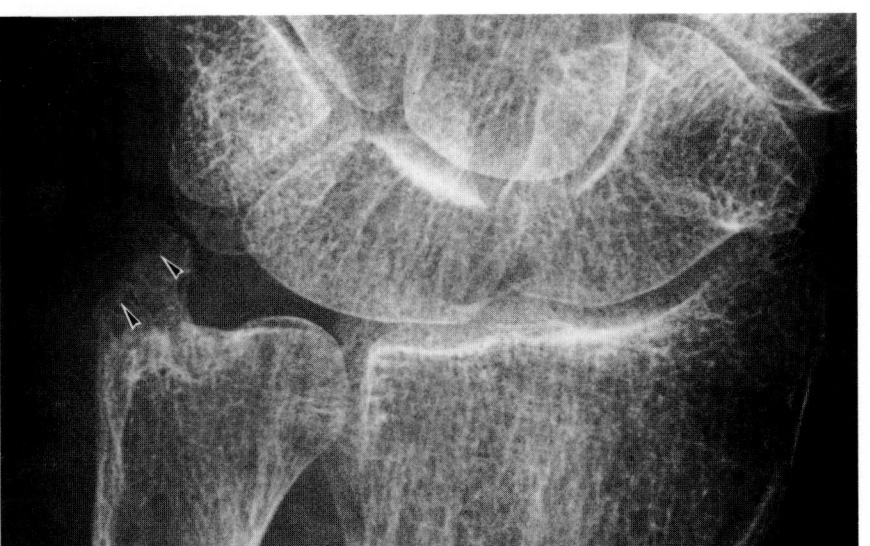

a

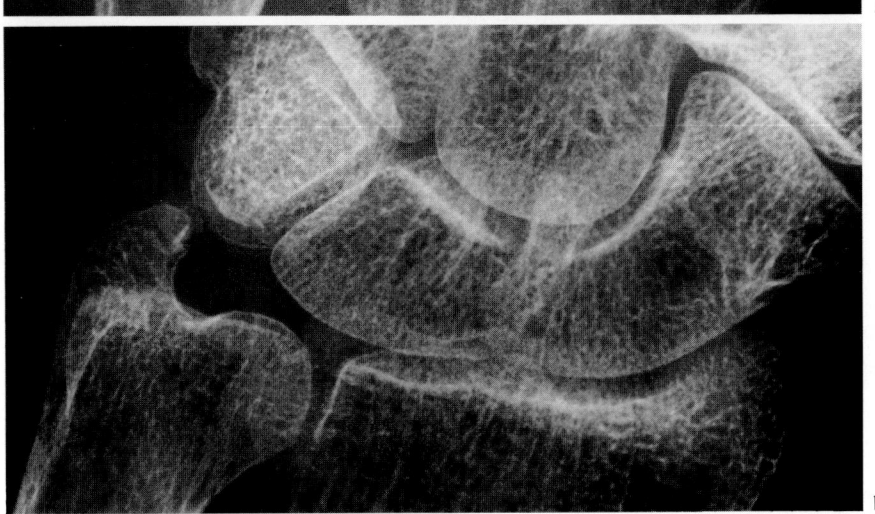

b

Abb. 46: **PCP.**
 Substanzdefekt (▷) an der Konvexseite des Processus styloides ulnae (in a), bedingt durch eine Tendovaginitis des Musculus extensor carpi ulnaris. Vergleiche mit dem noch normalen Befund (in b) 1 Jahr früher.

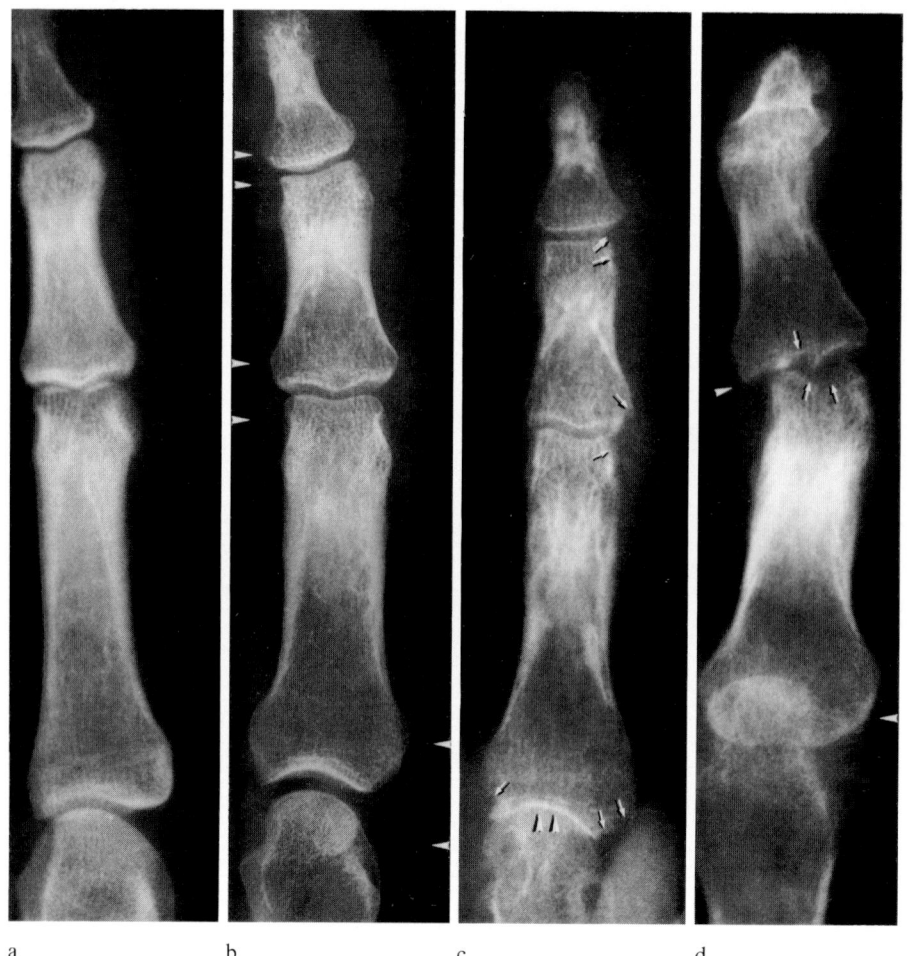

Abb. 47: *PCP-Verlauf.*
a) Normal.
b) Frühstadium mit
   Weichteilschwellung
   und gelenknaher
   Osteoporose (➤).
c) Neben den unter b auf-
   geführten Symptomen
   Auftreten von Usuren
   am Gelenkrand (→) so-
   wie Gelenksspaltver-
   schmälerung (➤).
d) Usuren auch in den
   zentralen Gelenkpar-
   tien (→). Subluxation
   (➤).

a   b   c   d

Arthritis psoriatica

Etwa 5 – 10% der Psoriasis-Patienten entwikkeln im Laufe der Erkrankung (in Ausnahmefäl-
len schon vor Erscheinen der Hautveränderun-
gen) eine chronische Polyarthritis. Diese kann in
drei Formen auftreten: 1) Als eigentliche Arthritis psoriatica mit spezifischen, d. h. von der PCP
sich unterscheidenden Merkmalen; 2) als eine
von der PCP (mit Ausnahme des fehlenden Blut-
Rheumafaktors) nicht zu differenzierende Polyarthritis und 3) in Kombination mit einer PCP.
Zusätzlich komplizierend wirkt sich ein relativ
häufiger Befall der Ileosakralgelenke (20 – 30%)

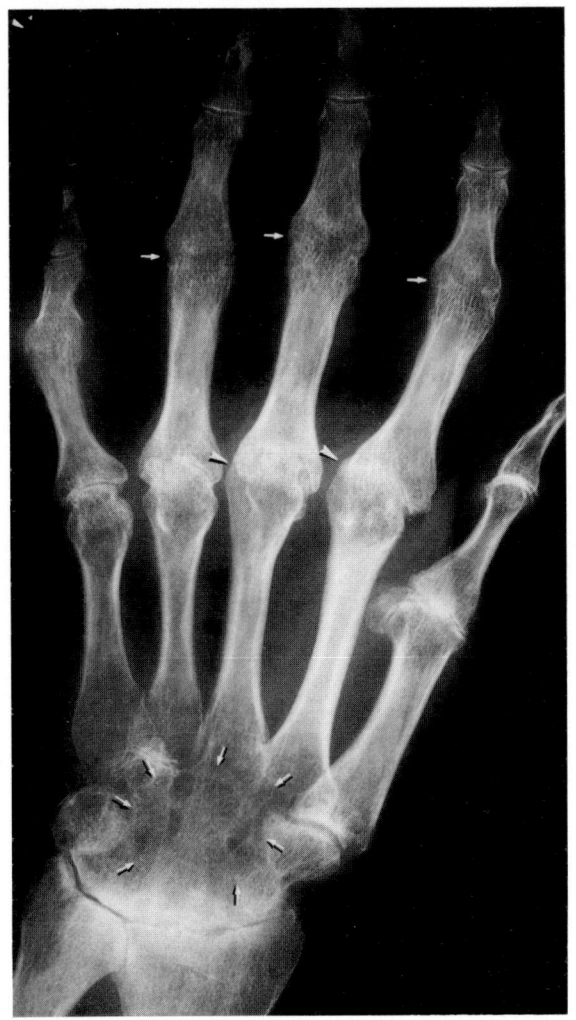

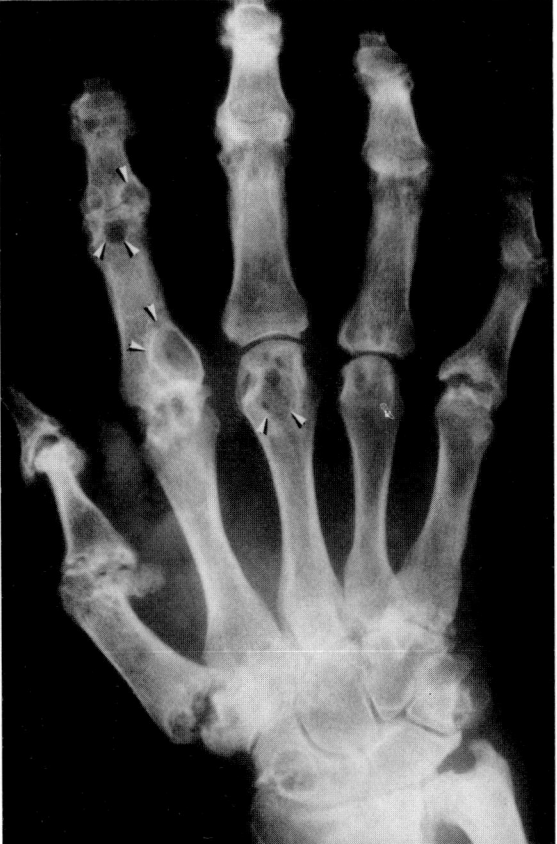

*Abb. 49: **PCP***, mit paraartikulären Zystenbildungen von zum Teil erheblichem Ausmass (➤).

*Abb. 48: **PCP-Spätstadium.***
Die schweren Gelenkszerstörungen haben zum Teil zu Subluxationen (➤), vorwiegend aber zu Ankylosierungen (→) geführt.

aus, der sich in seltenen Fällen auch mit einer Wirbelsäulenbeteiligung in Form einer ankylosierenden Spondylitis analog dem Morbus Bechterew verbindet.

Die eigentliche *Psoriasis-Arthritis* (Form 1) zeichnet sich gegenüber der PCP durch eine Prädominanz des distalen Interphalangealgelenk-Befalles mit einer besonderen Neigung zur Gelenkdestruktion (Mutilation) aus, wobei das gleichzeitige Vorhandensein von Knochenanbau und -abbau am Gelenkrand und seiner Umgebung einen für die Psoriasis-Arthritis charakteristischen Röntgenbefund ergibt *(Abb. 50).*

Spezifische Kriterien der Psoriasis-Arthritis

– Bevorzugter Befall der distalen Interphalangealgelenke
– Neigung zu erheblicher Gelenkdestruktion (Mutilation)
– Fehlen der gelenknahen Osteoporose
– Akroosteolysen

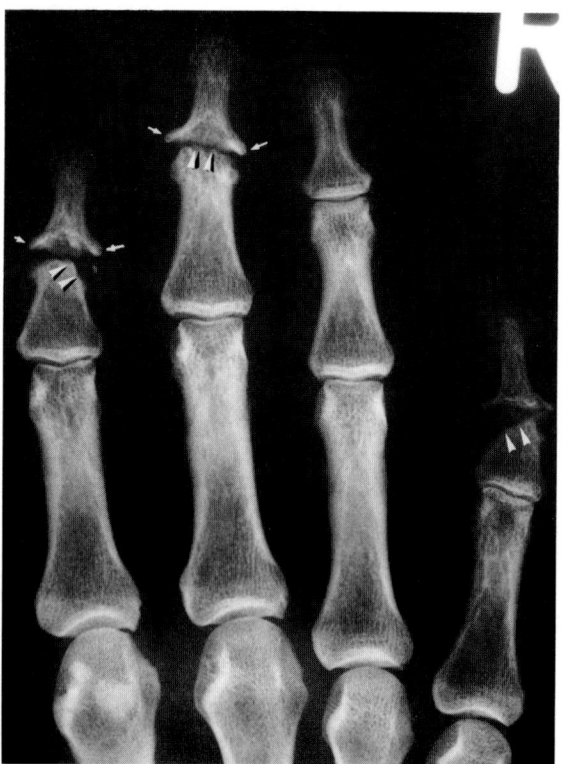

Abb. 50: Psoriasis-Arthritis.
  Besondere Merkmale: Bevorzugter Befall der distalen Interphalangealgelenke; Neigung zu erheblicher Gelenksdestruktion mit typischem Nebeneinander von Knochenabbau (➤) und -Anbau (→); charakterstisches Fehlen der gelenknahen Osteoporose.

Spondylarthritis ankylopoetica (M. Bechterew)

  Der Morbus Bechterew ist eine Bindegewebserkrankung, die sich einerseits als chronisch-progressive Arthritis vor allem der Iliosakralgelenke und der kleinen Wirbelgelenke, andererseits durch Verkalkungen und Verknöcherungen der paravertebralen Weichteile manifestiert.

> **Hauptmerkmale des M. Bechterew**
>
> – Vorwiegend Männer zwischen 25. und 35. Altersjahr befallen
> – Prädilektion für das axiale Skelett (Iliosakralgelenke, Wirbelsäule)
> – Röntgenfrühsymptome:
>   – Symmetrische Arthritis bd ISG (Tomographie!)
>   – Kasten- und Tonnenwirbel
> – Tendenz zur knöchernen Ankylosierung (Bambusrohrwirbelsäule)
> – Fehlen des Blut-Rheumafaktors (wichtig in Fällen mit PCP-ähnlichem Befall der Fingergelenke)

  Das typischerweise Fehlen des Blut-Rheumafaktors trennt die Erkrankung von der rheumatischen Arthritis als selbständiges Leiden ab, obgleich histomorphologisch gegenüber der PCP hinsichtlich der proliferativen, pannusartigen Synovitis kein Unterschied besteht; besonderes Merkmal des Morbus Bechterew ist hingegen eine ausgesprochene Tendenz zur knöchernen Ankylosierung. Von der PCP abweichend ist ferner die Alters- und Geschlechtsverteilung, indem der Morbus Bechterew vorwiegend Männer (90%) zwischen dem 25. und 35. Altersjahr befällt, während die PCP (mit Ausnahme ihrer juvenilen Form) vor allem bei Frauen im mittleren und höheren Alter auftritt. Neueren Untersuchungen zufolge lässt sich im Serum von Bechterew-Patienten zudem in 90–95% der Fälle das HLA-B-27-Antigen nachweisen. Diese Unterscheidungsmerkmale gegenüber der PCP sind insofern von Bedeutung, als ein kleiner, jedoch bedeutsamer Teil der Bechterew-Fälle Veränderungen der kleinen Fingergelenke aufweist, die sich von der PCP nicht unterscheiden lassen.
  Die Röntgenfrühdiagnose stützt sich in erster Linie auf Veränderungen in *den Sakroiliakalgelenken,* welche frühestens vier Monate nach Beschwerdebeginn (Kreuzschmerzen) auftreten und in der Regel mittels *Tomogrammen* gesucht wer-

den müssen. Sie bestehen – üblicherweise am Os ilium beginnend – in diskreten Konturdefekten, an welche sich eine Spongiosasklerose anschliesst *(Abb. 51b)*. Im weiteren Verlauf werden die Defekte grösser und greifen auch auf den sakralen Anteil des Gelenkes über, wobei daraus zunächst eine (scheinbare) Verbreiterung der Sakroiliakalgelenke resultiert, die in der Regel symmetrisch befallen sind (Abb. 51c). Über eine fibrosierende Ankylose kommt es im Spätstadium schliesslich zu einer vollständigen, knöchernen Überbrükkung der ISG (Abb. 51d).

An der *Wirbelsäule* ist die Erkrankung, die in der Regel im Lumbalbereich beginnt, durch folgende drei Symptomkomplexe charakterisiert:

1. Arrosion der Wirbelkörpervorderkante (auf osteitischer Basis), welche die konkave vordere Begrenzung des Wirbelkörpers durch einen geraden oder gar konvexen Verlauf ersetzt und auf diese Weise dem Wirbel sogenannte Kasten- oder Tonnenform verleiht *(Abb. 52, 53e)*.
2. Progressiv-ankylosierende Arthritis der kleinen Wirbelgelenke (analog den Iliosakralgelenken) *(Abb. 53)*.
3. Verkalkung und Verknöcherung der vorderen und seitlichen Längsbänder (genauer: des äusseren Teiles des Annulus fibrosus, beziehungsweise der inneren Bänderschicht) unter Bildung von sogenannten *Syndesmophyten (Abb. 54)*. Diese unterscheiden sich von den Osteophyten der Spondylose (siehe Seite 37ff.) dadurch, dass sie den Zwischenwirbelraum von Zentrum zu Zentrum des Wirbelkörpers in vertikaler Richtung überbrücken, während die spondylotischen Apophyten vom Wirbelkörperrand ausgehend primär horizontal verlaufen und erst später in die Vertikale umbiegen (Abb. 31).

Durch Verknöcherung auch der hinteren Längsbänder resultiert schliesslich die für den Morbus Bechterew typische *«Bambusrohr»-Konfiguration der Wirbelsäule (Abb. 55)*, welche zusammen mit der Ankylosierung der kleinen Wirbelgelenke eine vollständige Versteifung und im BWS-Bereich eine meist hochgradige Kyphosierung bedingt.

Neben der Prädilektion für das axiale Skelett kann der Morbus Bechterew auch die Hüft-, Schulter-, Knie- und Sprunggelenke sowie das Manubrio-Sternalgelenk und die Symphyse befallen. Der seltene, jedoch bedeutsame Einbezug der Fingergelenke kann – wie bereits erwähnt – zu differentialdiagnostischen Schwierigkeiten gegenüber der PCP führen.

Arthritis urica (Gicht)

Die primäre Gicht ist die Krankheitsmanifestation einer familiären *Hyperurikämie,* die aus einer Harnsäureüberproduktion und/oder einer herabgesetzten renalen Ausscheidung dieses Purinkörpers resultiert und *vorwiegend Männer jenseits des 40. Lebensjahres* befällt. *Die sekundäre Gicht* tritt als Komplikation vor allem bei Erkrankungen mit erhöhtem Blutzellenumsatz (Leukämie, Polyzythämie, Osteomyelosklerose) sowie bei Niereninsuffizienz als Folge verminderter, renaler Harnsäureausscheidung auf.

Klinisch verläuft die Gicht in *zwei klassischen Stadien:* Während der sogenannten *Anfallsperiode* kommt es zu abrupt einsetzenden, rezidivierenden Anfällen von schmerzhaften Gelenkschwellungen, die bei $2/3$ der Patienten monoartikulär (mit bevorzugter Lokalisation am Grosszehengrundgelenk) und bei $1/3$ der Patienten polyartikulär auftreten. Nach Jahren gehen die reversiblen Anfälle in das *Stadium der chronischen Gicht* über, welches durch Dauerbeschwerden und irreversible Gelenkläsionen (vorwiegend an Händen und Füssen) gekennzeichnet ist. Trotz des recht charakteristischen klinischen Bildes wird die Gicht häufig fehldiagnostiziert: Während der Anfallsperiode besteht beim monartikulären Gichtanfall die Verwechslungsmöglichkeit mit einer akuten, bakteriellen Arthritis; die chronische Arthritis urica kann ihrerseits zu erheblichen, differentialdiagnostischen Schwierigkeiten gegenüber der PCP führen.

Histomorphologisches Substrat der Gicht sind Ablagerungen von Harnsäurekristallen im Gelenkknorpel sowie im paraartikulären und subkutanen Gewebe. Der Uratniederschlag der Anfallsperiode löst im Gelenk eine akute Synovitis mit Ödembildung aus. Die rezidivierenden Uratablagerungen im Knorpel und in der Membrana synovialis führen schliesslich zum Bild einer chronisch-destruierenden Arthritis, deren spezifisches Merkmal der Gichttophus (Uratdepot) darstellt. Ausgeprägte Tophi – die Zeichen der chronischen Gicht – sind in der Regel jedoch erst nach einigen Jahren zu erwarten.

Die Röntgen-Symptome treten bei der Gicht spät, das heisst in der Regel erst im chronischen Stadium, in Erscheinung. Dies bedeutet, dass die Diagnose in erster Linie klinisch (durch Bestimmung des Harnsäurespiegels) und nicht radiologisch gestellt werden muss. Erst nachdem an einem Gelenk mehrere, akute Anfälle abgelaufen sind, kommt es zu einer exzentrischen Weichteilschwellung, Gelenkspaltverschmälerung und

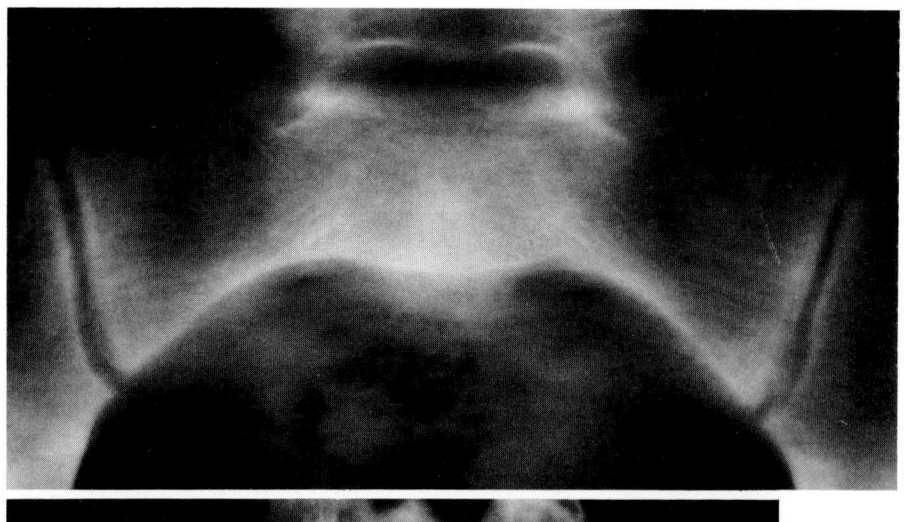

a

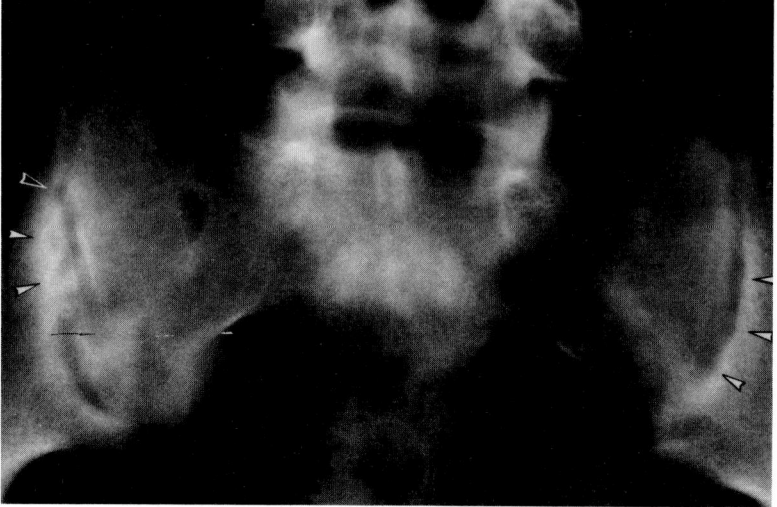

b

Abb. 51: **Morbus Bechterew** mit typischer, progressiver Arthritis der Sakroiliakalgelenke (a – c = Tomogramme, d = Ausschnitt einer Beckenübersicht.

a) Normale Sakroiliakalgelenke.
b) Bechterew-Frühstadium: Diskrete Konturdefekte am Os ilium mit angrenzender Sklerose (➤).
c) Fortgeschrittenes Stadium: Verbreiterung des Gelenkspaltes durch Übergreifen der Defektbildung auf das Sakrum (➤).
d) Spätstadium: Vollständige knöcherne Ankylosierung der Sakroiliakalgelenke.

randständigen Substanzdefekten. Letztere werden durch ossäre Tophi hervorgerufen und haben die Tendenz, sich über die Epiphyse hinaus auf die Meta- und Diaphyse auszubreiten. Solange diese, auch als Lochdefekte («punched-out lesions») bezeichneten Osteolysen noch klein sind, ist die differentialdiagnostische Abgrenzung der Arthritis urica gegenüber der PCP schwierig, jedoch aufgrund der typischerweise fehlenden, gelenknahen Osteoporose und eventuell vorhandener Kalkeinlagerungen in den Tophi möglich *(Abb. 56).* In dif-

ferentialdiagnostischer Hinsicht zusätzlich bedeutsam sind der bevorzugte Befall des Grosszehengrundgelenkes *(Abb. 57)* sowie osteoplastische, tophusbedingte Veränderungen in Form von periostalen Knochenappositionen (sogenannte überhängende Ecken). Im Spätstadium können sich einerseits ausgedehnte Knochendefekte und tophöse Pseudotumoren erheblichen Ausmasses entwickeln, andererseits aber auch sekundär arthrotische Veränderungen die arthritischen Symptome maskieren.

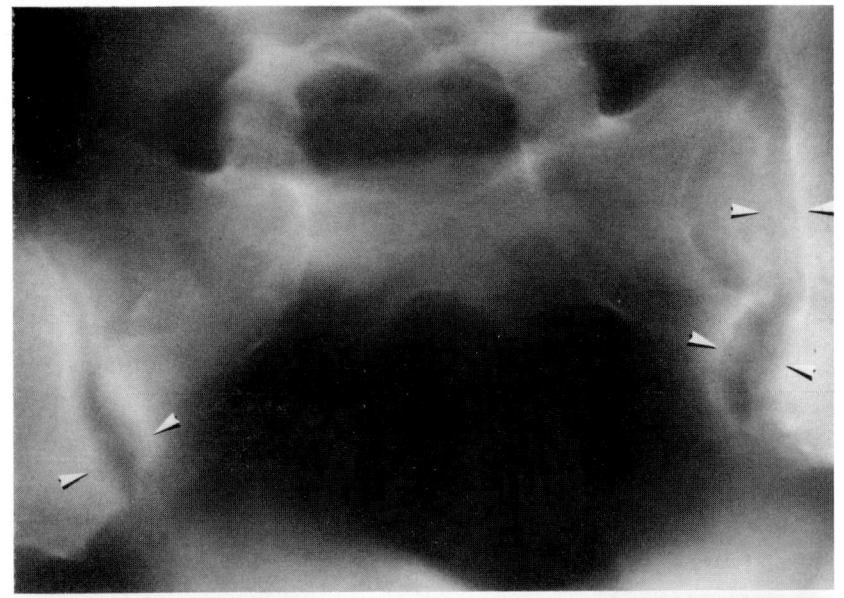

c

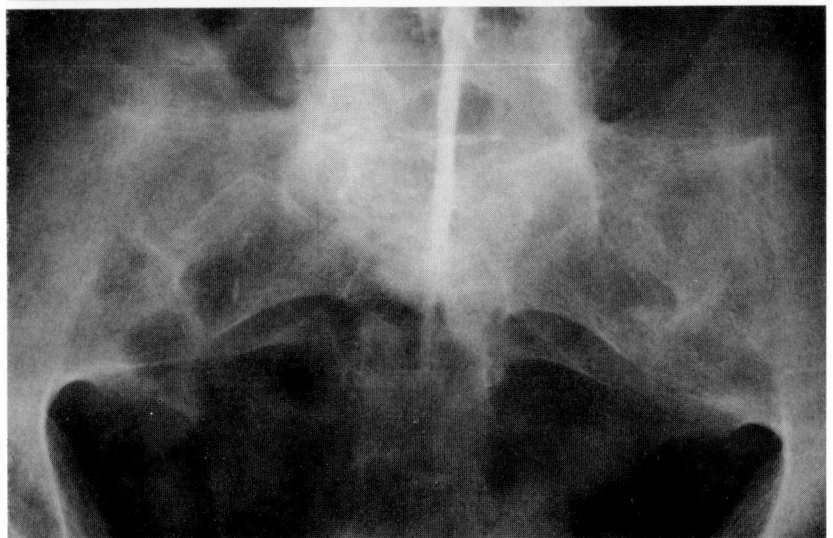

d

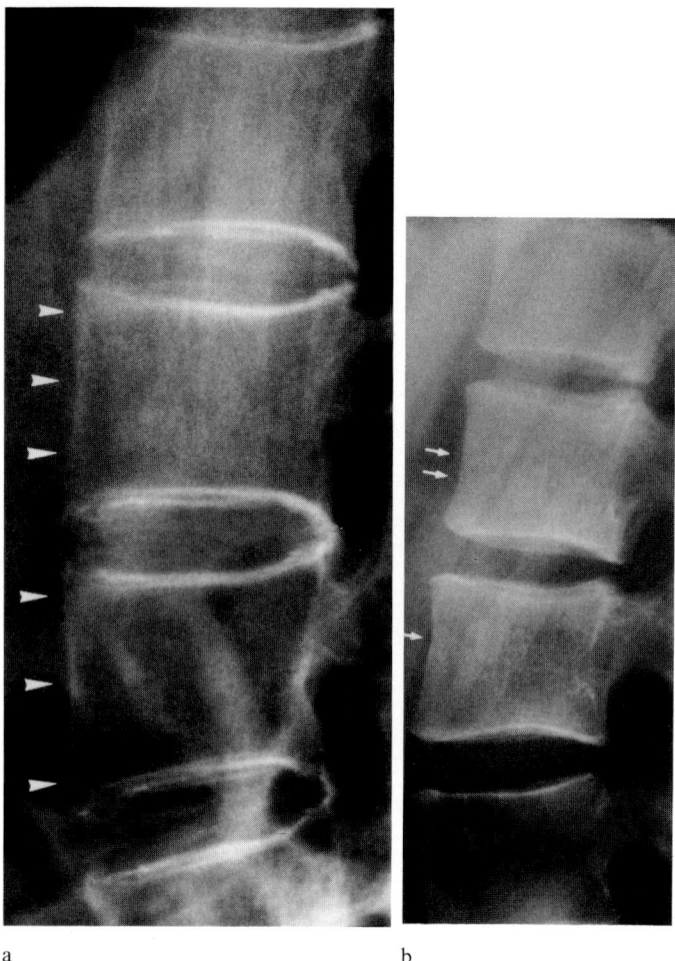

a   b

Abb. 52: a) *Kastenwirbel bei Morbus Bechterew.*
Die vordere Wirbelkörperbegrenzung verläuft gerade (➤). Der Verlust der normalerweise vorhandenen Konkavität (vergleiche dazu den Normalbefund (→) in b) verleiht dem Wirbel Kastenform.

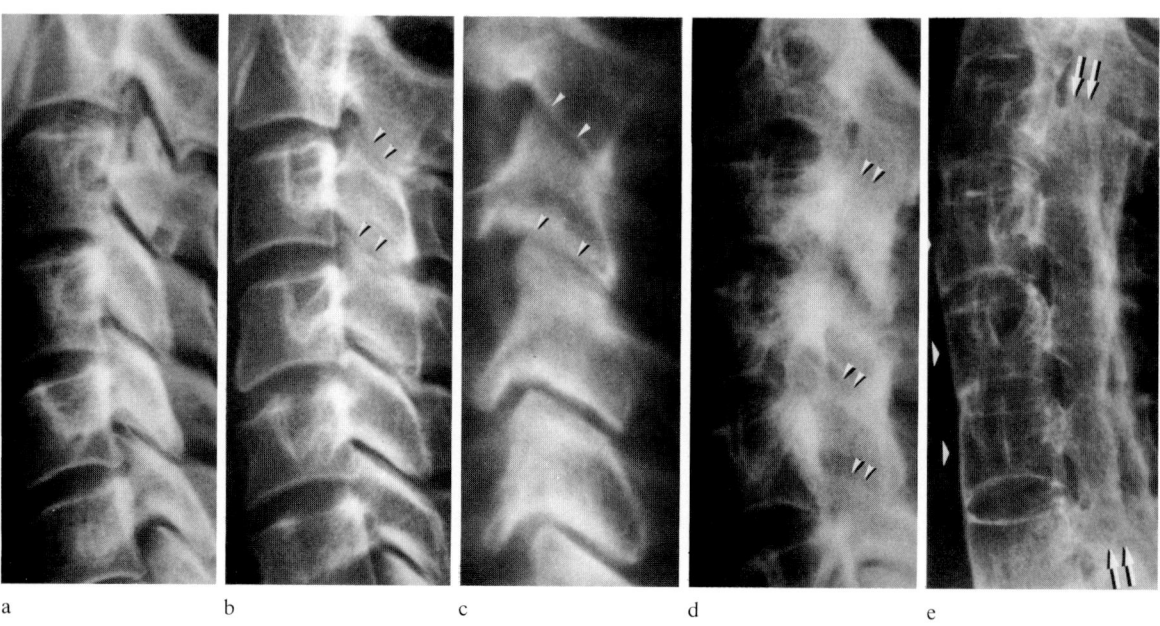

a   b   c   d   e

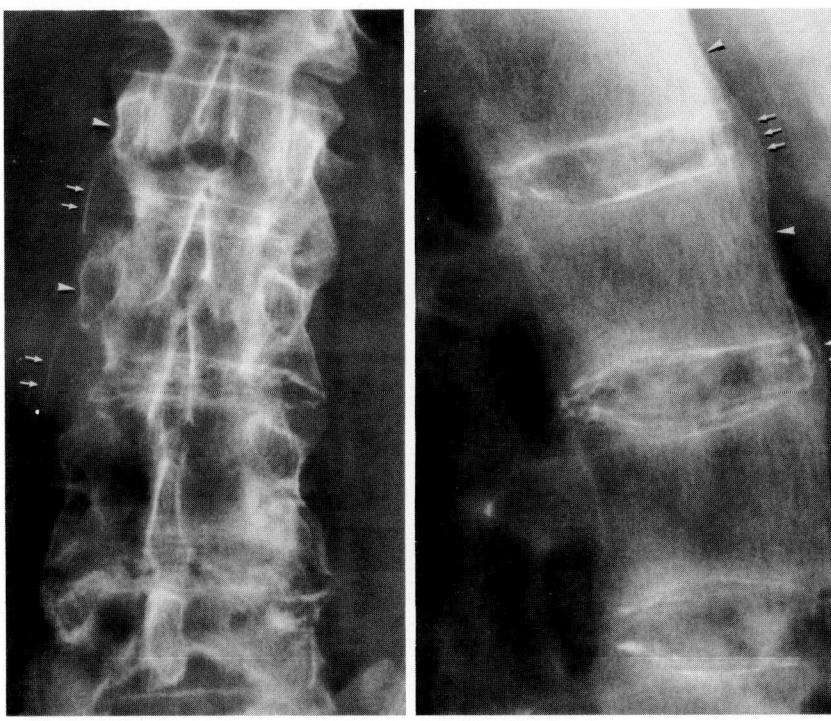

a   b

Abb. 54: **Syndesmophyten** bei Morbus Bechterew.

Knöcherne Überbrückung des Zwischenwirbelraumes (→), ausgehend vom Wirbelkörperzentrum (►).

Abb. 53: ***Progressiv-ankylosierende Arthritis der kleinen Wirbelgelenke bei Morbus Bechterew.***

a) Normale Wirbelgelenke. b) Frühstadium: arthritischer Befund in 2 Gelenken (►) wobei die Veränderungen (Verschmälerung des Gelenkspaltes und Unschärfe der knöchernen Begrenzung) im Tomogramm (in c) besser zu erkennen sind. d) Fortgeschrittenes Stadium: beginnende, knöcherne Ankylosierung mehrerer Gelenke (►). e) Spätstadium: vollständige Ankylosierung der kleinen Wirbelgelenke (⇒ ⇐). Zusätzliche Tonnenform der Wirbelkörper mit konvexer, statt konkaver vorderer Begrenzung (►).

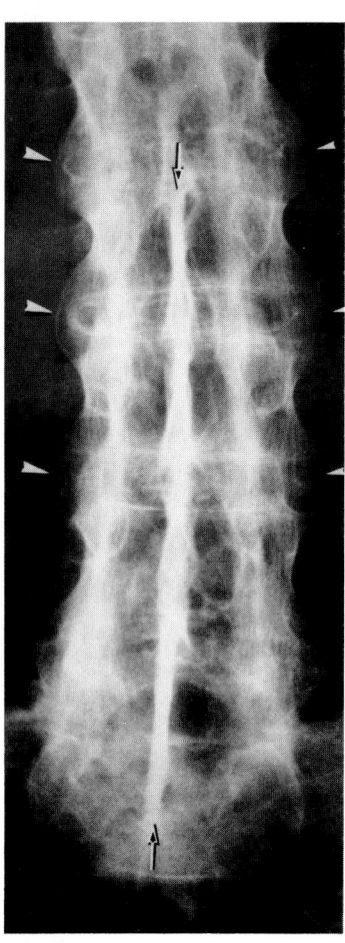

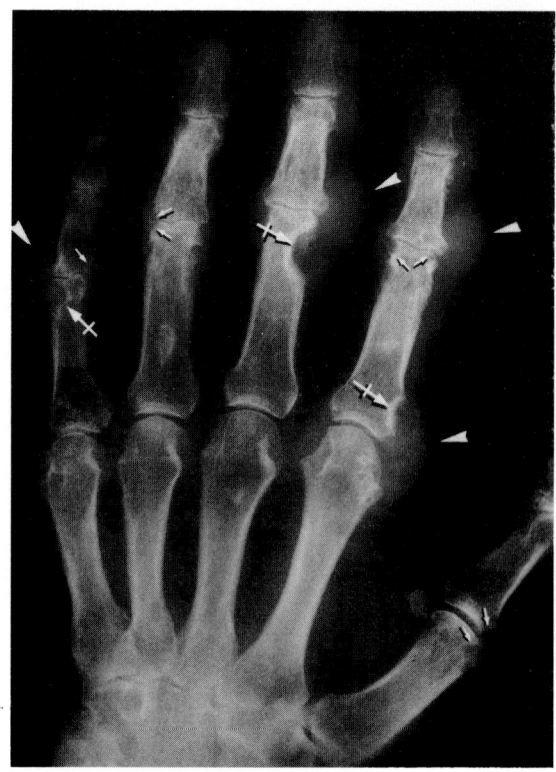

*Abb. 56: **Gicht-Arthritis.***
Weichteil-Tophi (➤). Gelenkspaltverschmälerung und
randständige ossäre Defekte, hier vorzugsweise im Bereiche
der proximalen Interphalangealgelenke (→). Grössere, meta-
physäre Osteolysen (↔), die durch ossäre Tophi bedingt sind.

*Abb. 55: «**Bambusrohr»-Wirbelsäule** bei Morbus Bechterew.*
Die Verknöcherung der vorderen, seitlichen (➤) und
hinteren (→) Längsbänder verleiht der Wirbelsäule im Röntgenbild Bambusrohr-Form.

64

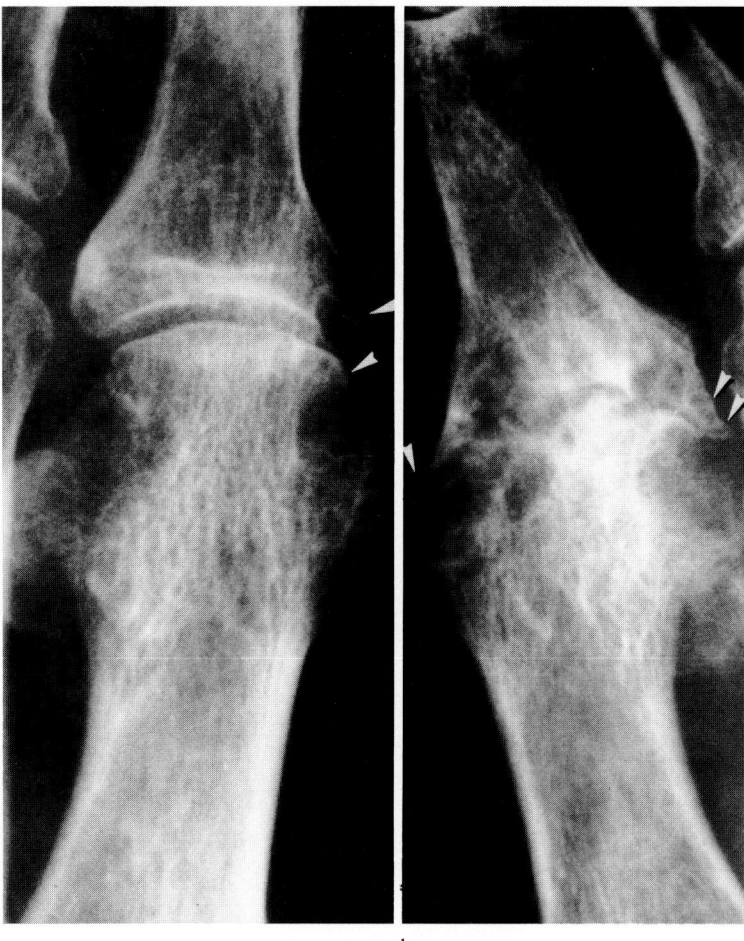

a b

Abb. 57: **Gicht-Arthritis** des Gross-
zehen-Grundgelenkes.

a) Frühstadium.
b) Fortgeschrittenes Stadium.
  Osteolysen mit «überhändgenden
Ecken» (➤), die trotz der erheblichen
Gelenkzerstörung (in b) deutlich zu er-
kennen sind.

Knochen-Tumoren

Primäre Knochentumoren sind im Gegensatz
zu Metastasen selten (unter sämtlichen malignen
Neoplasien entfallen nur etwa 1% auf das Skelett). Nicht zuletzt wegen der Seltenheit ihres Vor-
kommens stellen die primären Knochentumoren
erhebliche diagnostische und auch therapeutische
Probleme, deren Komplexität den Spezialisten
erfordert. Trotzdem sollten gewisse Grundkennt-
nisse – insbesondere was die radiologische Diagnostik betrifft – auch dem Allgemeinmediziner
geläufig sein. Diese beinhalten neben der Klassifizierung der wichtigsten Formen vor allem die
Methodik der Röntgenbildanalyse, welche im wesentlichen auf eine Dignitätsbeurteilung ausge-
richtet ist, d.h. beim Vorliegen einer tumorverdächtigen Läsion im Röntgenbild sollte zumin-
dest zwischen benignem und malignem Aspekt
derselben unterschieden werden können.

Histologische Klassifikation der Knochentumoren

	Benigne	Maligne
I. Primäre		
Osteogene	Osteom (Schädel) Osteoid-Osteom Osteoblastom	Osteosarkom
Chondrogene	Chondrom Osteochondrom Chondroblastom Chondromyxoid-Fibrom	Chondrosarkom
Medullogene		Ewing-Sarkom Retikulumzell-Sarkom Myelom
Gefäss- und Bindegewebe	Hämangiom	Fibrosarkom
Spezielle Form	Riesenzell-Tumor (Osteoklastom)	
II. Sekundäre		Metastasen
III. Tumor-ähnlich	Knochenzyste Nichtossifizierendes Fibrom Aneurysmatische Knochenzyste	

Die besondere Bedeutung, die der Radiologie im Rahmen der Diagnostik von Skelett-Tumoren zukommt, hat zwei Gründe: Einerseits ermangelt die klinische Symptomatik – auf welcher zwar die Indikation zur Röntgenuntersuchung beruht – der Spezifität. Andererseits ist die aufgrund einer – häufig unerlässlichen – Biopsie gestellte histologische Artdiagnose Täuschungsmöglichkeiten unterworfen, die vor allem auf den heterogenen Aufbau der Knochentumoren zurückzuführen sind und der Biopsie hinsichtlich der Dignitätsaussage Grenzen setzt.

Wegen dieser letztgenannten Einschränkungen bedient man sich in der Skelett-Tumordiagnostik der histologischen Untersuchung in erster Linie zur Klassifizierung des oder der Zelltypen, während die Beurteilung des biologischen Verhaltens eines Tumors im wesentlichen auf radiologischer Basis erfolgt. Dieser wichtigen Aufgabe wird die Röntgendiagnostik jedoch nur dann gerecht, wenn das durch den Tumor hervorgerufene, radiologische Substrat einer *systematischen Analyse* unterzogen wird:

Reihenfolge der radiologischen Analysekriterien bei Knochentumoren

1. *Lokalisation:*
   - epi-, meta-, diaphysär, usw.
   - zentral, exzentrisch
2. *Morphologie:*
   - Läsion als solche:
     - Osteolyseform
     - Reaktive Knochenneubildung
     - Tumormatrix-Mineralisation
   - Kortikalis:
     - erhalten, verdünnt, ausgebuchtet
     - zerstört
   - Weichteile: Weichteiltumor, eventuell Verkalkungen oder Verknöcherungen enthaltend
3. *Alter des Patienten*

Obgleich die Systematik in der radiologischen Befunderhebung im wesentlichen die Dignitätsbeurteilung (das heisst Aufschlüsse über die Wachstumstendenz) der vermuteten Neoplasie anstrebt, ist in beschränktem Umfang auch eine Artdiagnose möglich. Letztere ist besonders deshalb von Bedeutung, weil Knochentumoren nicht nur unter sich ein breites, differentialdiagnostisches Spektrum aufweisen, sondern auch gegenüber ossären Läsionen nichttumoröser Genese, vor allem der Osteomyelitis, jedoch auch gegenüber degenerativen Erkrankungen (Arthrosezysten, Abb. 30) metabolischen und endokrinen Osteopathien (zum Beispiel braune Tumoren bei Hyperparathyreoidismus, Abb. 12) sowie traumatischen Läsionen (z. B. Ermüdungsfrakturen, Abb. 18b) abgegrenzt werden müssen. Dabei soll nicht im einzelnen auf die dem Spezialisten vorbehaltene Diagnostik und Differentialdiagnostik der Knochentumoren eingegangen, sondern lediglich deren Grundprinzip aufgezeigt werden.

1. Lokalisation

Da Knochentumoren hinsichtlich ihres Ursprungs gewisse Prädilektionsstellen bevorzugen, lassen sich aus ihrer Lokalisation wichtige diagnostische Rückschlüsse auf die histologische Artdiagnose ziehen *(Tab. I)*. So muss bei epiphysärem Sitz eines Tumors in erster Linie an das Vorliegen eines Riesenzelltumors (Osteoklastom) oder an ein Chondroblastom gedacht werden. Während die Metaphyse bevorzugt von chondrogenen Tumoren (Chrondrom, chondromyxoides Fibrom, Osteochondrom) aber auch von osteogenen Tumoren (Osteoid-Osteom, Osteosarkom) befallen wird, lokalisieren sich medullogene Tumoren (Ewing-Sarkom, Retikulumzell-Sarkom) vornehmlich in den diaphysären Bereich.

Nachdem bei der Röntgenbildanalyse zunächst die Lokalisation der ossären Läsion definiert und daraus die erwähnten differentialdiagnostischen Schlüsse gezogen worden sind, muss nun deren Morphologie genau erfasst und entsprechend ausgewertet werden.

2. Morphologie

Während aus dem Sitz des Tumors gewisse – jedoch sicher beschränkte – Rückschlüsse auf dessen histologische Artdiagnose möglich sind, besteht der Aussagewert der morphologischen Analyse vor allem darin, Aufschlüsse über das biologische Verhalten des Tumors, beziehungsweise dessen Wachstumstendenz zu vermitteln. Dem Parameter «Morphologie» kommt im Rahmen der radiologischen Skelettdiagnostik insofern

zentrale Bedeutung zu, als die durch einen ossären Krankheitsprozess im allgemeinen und durch einen Tumor im speziellen hervorgerufenen Veränderungen eine Dignitätsbeurteilung, das heisst, die Differenzierung zwischen einem aggressiven (malignen) und wenig aggresiven (benignen) Geschehen erlauben.

Neoplasien führen stets zu einer Zerstörung des Knochens, das heisst, zu einem Defekt (Osteolyse), welcher in der Umgebung unter gewissen Bedingungen Reparationsvorgänge (reaktive Knochenneubildung) hervorruft. Die Morphologie der Osteolyse sowie auch der Umgebungsreaktion wird dabei in entscheidendem Masse durch das biologische Verhalten, das heisst, die Wachstumsgeschwindigkeit des Tumors, bestimmt (Tab. I). Osteolyse und reaktive Knochenneubildung werden damit zu ausschlaggebenden Faktoren der Dignitätsbeurteilung.

a) Osteolyse

Wie bereits im Kapitel über die morphologischen Grundelemente der Skelettradiologie dargelegt wurde, treten Osteolysen prinzipiell in 3 durch die Wachstumsgeschwindigkeit des Tumors bestimmten Formen auf (siehe Seite 21). Während die mottenfrassähnliche und vor allem die permeative Osteolyseform Ausdruck infiltrativen Wachstums sind und demzufolge vorwiegend bei malignen Tumoren vorkommen (Abb. 16, 17) wird die geographische Osteolyseform eher bei langsam wachsenden Neoplasien beobachtet (Tab. I). Geographische Osteolyse ist jedoch nicht gleichbedeutend mit Benignität und ist demzufolge auch bei malignen Knochentumoren anzutreffen (Abb. 15). Hinsichtlich ihrer Dignität muss die geographische Osteolyse im Kontext mit weiteren Parametern beurteilt werden. Diese betreffen einerseits die angrenzende Kortikalis, welche bei einer malignen Neoplasie zerstört, bei einer benignen jedoch höchstens verdünnt oder sogar ausgebuchtet ist (Abb. 20); andererseits stellt das Fehlen oder Vorhandensein einer reaktiven Knochenneubildung ein weiterer Parameter in der Dignitätsbeurteilung dar: Ist die geographische Osteolyse scharf begrenzt und vom erhaltenen Knochen noch durch einen Sklerosesaum getrennt, bedeutet dies wenig aggressives Wachstum und somit Benignität (Abb. 14). Unscharfe Konturen und fehlende Randsklerose weisen jedoch auf einen aggressiveren Prozess hin (Abb. 15).

Tabelle I: Radiologische Klassifizierung von Knochentumoren (Modifiziert nach Lodwick)

Analyse-Kriterien	Aussage	
	Biologisches Verhalten	Histologischer Typ
I. Lokalisation		

Diaphyse		Medullogene Tumoren (Ewing-Sa,Reticulo-Sa,Myelom)
Metaphyse		Chondrogene Tumoren (Chondrom, Chondromyxoid-Fibrom, Chondro-Sa) Osteogene Tumoren (Osteoid-Osteom, Osteo-Sa)
Epiphyse		Riesenzell-Tumor Chondroblastom

II. Morphologie		III. Altersverteilung	
A) Osteolyseform		Alter	Aussage
Geographisch	wenig aggressiv	20 – 40 > 40	Riesenzell-Tumor Metastase
Mottenfrassähnlich		< 20 > 30	Osteo-Sarkom Fibrosarkom, Metastase
Permeativ	aggressiv	< 20 > 30	Ewing-Sarkom Reticulosarkom

B) Reaktive Knochenneubildung 1. Endostal	Aussage Biologisches Verhalten	C) Tumor-Matrix-Mineralisation	Aussage Histologischer Typ
Randsklerose Ausgebuchtete Kompakta Septen	benigne	flockig, dicht (Kalk)	Chondrogene Tumoren
Fleckförmig (evtl. in Verbindung mit Mottenfrass- oder permeativer Osteolyse)	maligne	strukturiert, solide	Osteogene Tumoren
2. Periostal	wenig aggressiv	wolkig (undifferenziert)	Osteo-Sarkom und medullogene Tumoren
a) solide			
b) unterbrochen lamellär			
radiär (Spiculae)			
amorph	aggressiv		

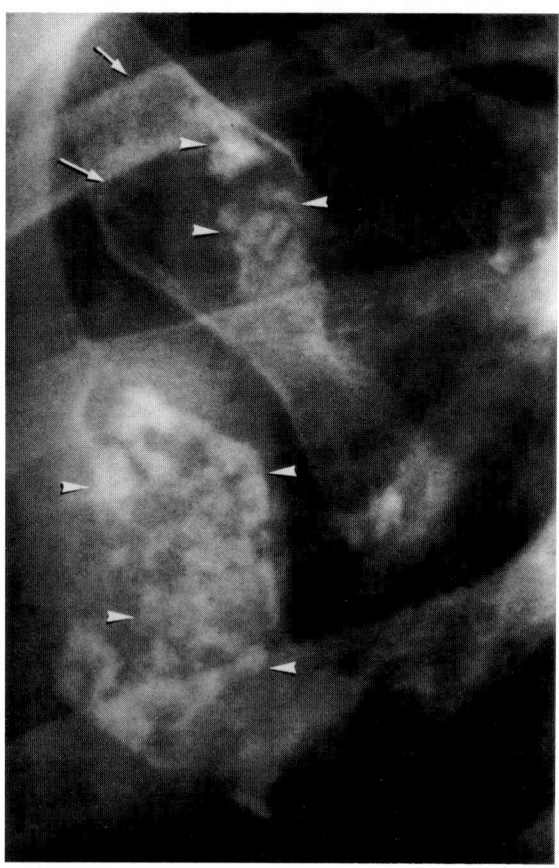

*Abb. 58: **Tumor-Matrix-Mineralisation.***
Chondrome im Bereiche zweier Rippen. Schollige Verkalkungen (➤) innerhalb einer morphologisch benignen Expansion (geographische Osteolyse, Randsklerose (→), Ausbuchtung der Kortikalis bzw. Auftreibung der Rippe).

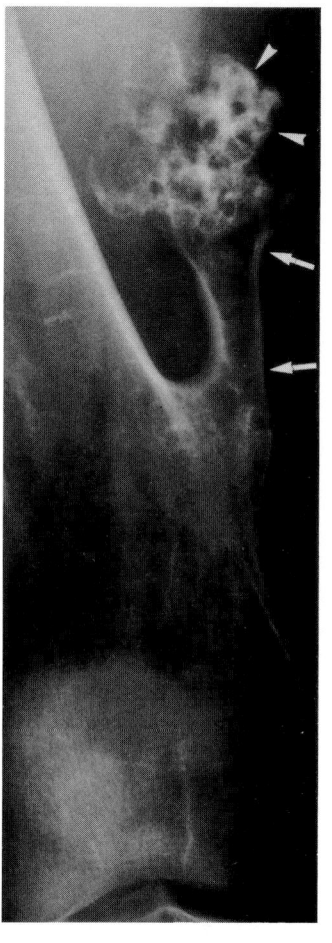

*Abb. 59: **Tumor-Matrix-Mineralisation.***
Osteochondrom (Exostose) des distalen Femurs.
Schollige Verkalkungen (➤) des chondromatösen Anteiles sowie strukturierte Knochenneubildung (→).

b) Reaktive Knochenneubildung

Analog den Osteolyseformen lassen sich auch aus den verschiedenen Möglichkeiten der reaktiven Knochenneubildung Rückschlüsse auf die Dignität des sie auslösenden ossären Krankheitsprozesses ziehen (Tab. I). Während im Rahmen der endostalen Knochenneubildung Randsklerosen und Septen benignen Charakter aufweisen (Abb. 14, 20), sind fleckförmige Sklerosierungen (insbesondere im Zusammenhang mit mottenfrassähnlicher oder permeativer Osteolyse) als Malignitätskriterium zu werten (Abb. 21).

Hinsichtlich der periostalen Reaktion kommt die solide Form nur bei benignen Tumoren vor, während bei den unterbrochenen Formen die radiäre und amorphe Variante Malignität bedeuten (Abb. 24, 25). Die lamelläre, periostale Reaktion wird sowohl bei benignen als auch malignen Tumoren angetroffen; ist sie jedoch lokal durchbrochen, so liegt ihr in jedem Fall ein maligner Tumor zugrunde, der bereits in die Weichteile eingewachsen ist (Abb. 23).

c) Mineralisation der Tumormatrix

Während im Rahmen der morphologischen Röntgenbildanalyse die Osteolyseform sowie die reaktive Knochenneubildung Schwerpunkte der Dignitätsbeurteilung darstellen, lassen die innerhalb eines Knochentumors auftretenden Verkalkungen und Verknöcherungen (Tumor-Matrix-Mineralisation) auf dessen histologische Artdiagnose schliessen (Tab. I). Prinzipiell deutet das Vorhandensein von Verkalkungen innerhalb eines Tumors auf einen chondrogenen Ursprung

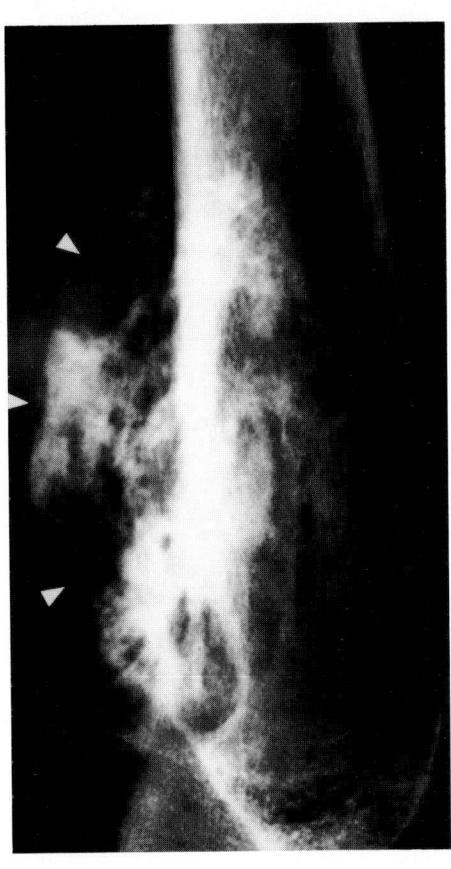

*Abb. 60: **Tumor-Matrix-Mineralisation.***
Strukturierte Knochenbildung (►) innerhalb eines ***parossalen Osteosarkoms*** des distalen Femurs.

hin, während Knochenneubildung für einen osteogenen Tumor spricht. Fleckförmige Verkalkungen werden dementsprechend vor allem bei chondrogenen Tumoren (Chondrom, Chondrosarkom) angetroffen *(Abb. 58)*. Knochenneubildung in strukturierter, das heisst ausdifferenzierter Form findet sich beim Osteochondrom (Exostose, *Abb. 59)* und parossalen Osteosarkom *(Abb. 60)*. Letzteres zeichnet sich im übrigen durch ein langsameres Wachstum aus, als dies beim eigentlichen Osteosarkom der Fall ist. Ungeordnete Flecken und Nester von unstrukturierter Knochenneubildung sind wenig differenzierten Tumoren, wie vor allem dem Osteosarkom eigen (Abb. 19).

Zusammenfassend lässt sich beim Vorliegen eines tumorverdächtigen Knochenprozesses dessen Radiomorphologie folgendermassen zur Differenzierung zwischen einer benignen und malignen Läsion verwerten:

Morphologische Dignitätskriterien im Röntgenbild

Morphologischer Befund	Benigne	Maligne
Interner Aufbau (Knochen-destruktion und -Neubildung)	– Geographische Osteolyse mit Trabekel – Knochenneubildung, dem ursprünglichen Organisationsprinzip des Knochens (Spongiosa, Kompakta) folgend	– mottenfrassähnliche und permetaive Osteolyse – Knochenneubildung ungeordnet (fleckförmig)
Begrenzung	glatt und scharf, mit sklerotischem Randsaum	undeutlich, mit fliessendem Übergang zur intakten Umgebung
Kortikalis	intakt, evtl. verdünnt und gegen aussen vorgewölbt	durchbrochen
Periostale Reaktion	Kann fehlen. Wenn vorhanden, dann solide oder lamellär	Nur ausnahmsweise fehlend. Radiär, amorph; wenn lamellär, dann häufig lokal durchbrochen
«Weichteiltumor»	fehlend	vorhanden
Tumormatrix-Mineralisation	geordnet, strukturiert	ungeordnet, bizarr

3. Alter des Patienten

Das Alter des Patienten spielt eine wichtige Rolle in der Differenzierung maligner Knochentumoren, da gewisse Tumorformen eine eindeutige Prädilektion für bestimmte Altersstufen zeigen *(Tab. II)*. Eine Voraussage hinsichtlich der zu erwartenden histologischen Artdiagnose ist dabei besonders in Kombination mit der Osteolyseform möglich (Tab. I).In diesem Zusammenhang ist zum Beispiel eine geographische Osteolyse mit unscharfer Begrenzung (also ohne Sklerosesaum) zwischen dem 20. und 40. Lebensjahr (und bei epi-/metaphysärer Lokalisation) am wahrscheinlichsten ein Riesenzelltumor, nach dem 40. Altersjahr (in beliebiger Lokalisation) jedoch am ehesten eine Metastase (Abb. 15). Eine mottenfrassähnliche Osteolyse entspricht in den ersten zwei Dekaden einem Osteosarkom, im mittleren und höherem Alter einem Fibrosarkom oder einer Metastase, zum Beispiel eines Mamma-Karzinoms. Beim Vorliegen einer permeativen Osteolyse kommt bis zum 20. Lebensjahr am ehesten ein Ewing-Sarkom, später jedoch ein Retikulumzell-Sarkom in Frage.

Tabelle II: Altersverteilung der malignen Knochentumoren (nach EDEIKEN)

Alter (in Jahren)	Tumor
1	Neuroblastom
1 – 10	Ewing-Sarkom (Röhrenknochen)
10 – 30	Osteosarkom, Ewing-Sarkom (platte Knochen)
30 – 40	Retikulosarkom, Fibrosarkom, parossales Osteosarkom, Riesenzell-Tumor, Myelom
> 40	Metastasen, Myelom, Chondrosarkom

Idiopathische Knochenerkrankungen

Morbus Paget («Osteitis deformans»)

Der Morbus Paget ist eine Skeletterkrankung unbekannter *Ätiologie,* welche im mittleren Lebensalter, das heisst, selten vor dem 30. Lebensjahr auftritt und ursprünglich als ein entzündlicher Prozess angesehen wurde (deshalb die frühere Bezeichnung «Osteitis»). Klinisch manifestiert sich der Morbus Paget in der Regel durch Schmerzen; in mindestens 20% der Fälle bleibt er jedoch symptomlos und wird deshalb häufig als Zufallsbefund entdeckt. Wichtiges diagnostisches Kriterium ist der Nachweis einer stark erhöhten alkalischen Phosphatase, welche allerdings im Frühstadium und bei monostotischem Befall auch fehlen kann.

Histomorphologisch liegt dem Morbus Paget eine Störung des Knochenumbaues zugrunde, welche in einem Zyklus von Knochenabbau und -neubildung zu einer unregelmässigen, für die Erkrankung typischen und auch als mosaikartig bezeichneten Strukturierung führt. Bei rascher Resorption wird der abgebaute Knochen zeitweilig nur durch Bindegewebe ersetzt. Hinsichtlich der Lokalisation kann der Morbus Paget in unilokulärer (monostotischer) oder in disseminierter (polystotischer) Form auftreten.

Der Histomorphologie entsprechend manifestiert sich der Morbus Paget *radiologisch* zuerst als ein destruktiver, das heisst osteolytischer Prozess, welchem reparative Vorgänge in Form von zum Teil erheblicher Knochenneubildung folgen. Im Ablauf der Erkrankung lassen sich demnach 3 Stadien unterscheiden: I. Destruktives (osteolytisches) Stadium; II. Stadium der Kombination von Destruktion und Reparation; III. Reparationsbeziehungsweise Osteosklerosestadium. Diese 3 Phasen des Krankheitsverlaufes führen an den befallenen Skelettabschnitten zu recht typischen, radiologischen Veränderungen. *Am Schädel* ist das destruktive Stadium an einer landkartenförmigen Osteolyse von zum Teil erheblicher Ausdehnung zu erkennen, welche früher (und nach heutiger Auffassung fälschlicherweise) als «Osteoporosis circumscripta» bezeichnet wurde *(Abb. 61)*. Die reparativen Vorgänge bedingen im Stadium III eine charakteristischerweise fleckförmige Osteosklerose, welche sich mit einer oft erheblichen Verdickung der Kalotte verbindet *(Abb. 62)*. An den *langen Röhrenknochen* beginnt das Osteolyse-Stadium in der Regel an einem der beiden Enden, wobei die Destruktion vom nicht befallenen Schaftteil deutlich (eventuell durch einen feinen Sklerosesaum) abgesetzt ist. Als Locus minoris resistentiae kann die Osteolyse Anlass zu einer pathologischen Fraktur geben *(Abb. 63)*. Im 2. Stadium führt die Kombination von Osteolyse und -Sklerose nicht nur zu einer unregelmässigen (mosaikartigen) Strukturierung, sondern auch zu einer gewissen Auftreibung (Zunahme des Durchmessers) und Verbiegung des Knochens. Letztere kombiniert sich nicht selten mit inkompletten, senkrecht zur Kortikalis verlaufenden Frakturen, welche im Gegensatz zu den Looser'schen Umbauzonen, beziehungsweise Milkman-Frakturen der Osteomalazie echte Frakturen darstellen *(Abb. 64)*. *Am Becken* führt der Morbus Paget prinzipiell zu den gleichen Veränderungen wie an den langen Röhrenknochen, wobei die Auftrei-

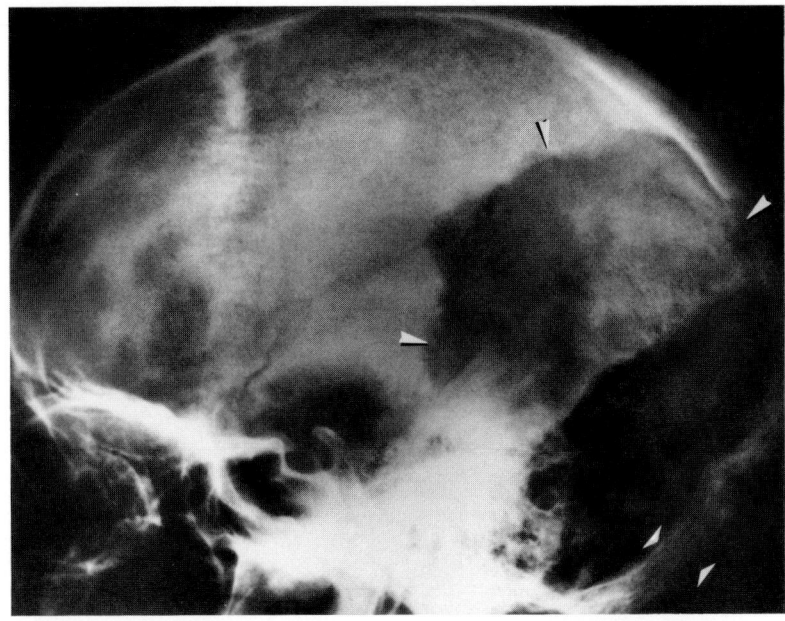

Abb. 61: Morbus Paget. Destruktives Stadium.

Ausgedehnte, geographische Osteolyse (➤) okzipital, die sich mit einer Verdickung der benachbarten Kalotte verbindet (➤ ◄).

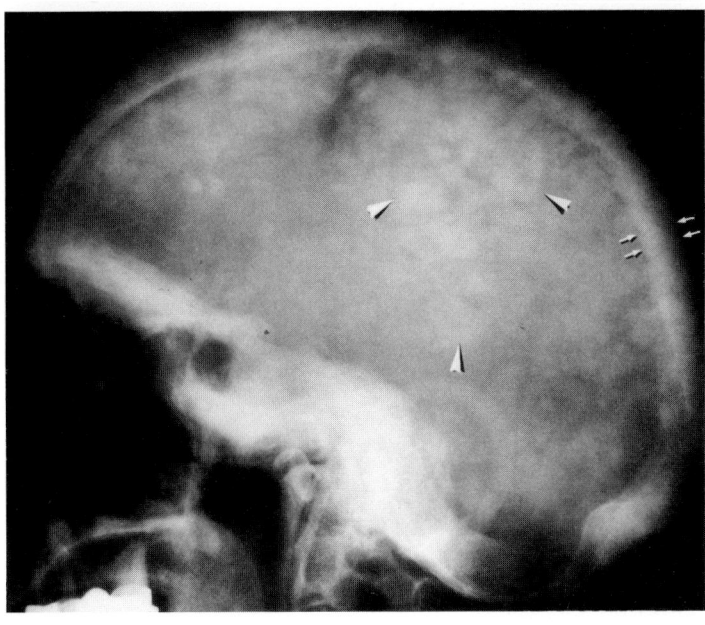

Abb. 62: Morbus Paget. Stadium III.

Sogenannter «Cotton-wool»-Schädel, mit fleckförmigen Skleroseherden (➤), die differentialdiagnostisch dadurch von osteoplastischen Metastasen zu unterscheiden sind, dass sie sich mit einer für den Paget typischen Verdickung der Kalotte (⟹ ⟸) verbinden.

bung des Knochens besonders beim Befall des Os pubis und des Os ischii offensichtlich wird, während sich die Deformierung in erster Linie durch eine Protrusio acetabuli manifestiert *(Abb.65).* Die im 2. und vor allem 3. Stadium auftretenden Sklerosebezirke können, besonders im Bereiche des Beckens, zu Schwierigkeiten in der Abgrenzung des Morbus Paget gegenüber osteoplastischen Metastasen (zum Beispiel Prostata-Karzinom) Anlass geben (Abb. 21). Ein wichtiges differentialdiagnostisches Kriterium stellt in diesem Zusammenhang, neben der erwähnten De-

formierung und Volumenzunahme, der beim Morbus Paget (im Gegensatz zu Metastasen) häufige Befall nur einer Beckenhälfte dar. Gleiche differentialdiagnostische Probleme stellen sich auch beim Morbus Paget *der Wirbelsäule,* wo die Neigung zur reparativen Sklerosierung besonders gross ist. Eine, vor allem in der Seitenaufnahme erkennbare Volumenzunahme des Wirbelkörpers, spricht in einem solchen Fall für das Vorliegen eines Morbus Paget und gegen Metastasen *(Abb.66).* In etwa 5–14% der Fälle kann der Morbus Paget sarkomatös entarten.

Röntgensymptome des Morbus Paget

Stadien	Schädel	Wirbelsäule	Lange Röhrenknochen/ Becken	Differential-diagnostische Kriterien
I. Destruktion (Osteolyse)	Grosse, land-kartenförmige Osteolyse		Grössere Osteolyse im Bereiche der langen Röhren-knochen an einem der bei-den Enden beginnend. Path. Fraktur möglich.	Von feinem Sklerosesaum begrenzt
II. Kombination		Mosaikartige Strukturierung von Spongiosa und Kortikalis		
		Inkomplette Frakturen (senkrecht zur Kortikalis)		Volumenzu-nahme des Kno-chens (Auftrei-bung)
				Verbiegungen (im Bereiche des Beckens in Form von Pro-trusio acetabuli)
III. Reparation (Sklerose)	Fleckförmige Osteosklerose («Cotton-wool»)	Diffuse Sklerose (Elfenbein-wirbel)	Fleckförmige Sklerose	Volumenzu-nahme des Kno-chens (erheb-liche Verdik-kung vorallem an Schädel-kalotte)

Fibröse Dysplasie

Die fibröse Dysplasie ist eine Entwicklungs-anomalie des knochenbildenden Mesenchyms unbekannter Ätiologie, welche in jedem Alter be-obachtet werden kann, am häufigsten jedoch zwi-schen dem 3. und 15. Lebensjahr auftritt. *Histo-morphologisch* ist an einer einzelnen Stelle (mo-nostoische Form) oder in verschiedenen Lokalisa-tionen (polyostotische Form) spongiöser Kno-chen durch fibröses Bindegewebe ersetzt, in wel-ches primitiver, wenig verkalkter Faserknochen eingelagert ist. Häufigster *Sitz* der Erkrankung sind das Becken, die langen Röhrenknochen (ins-besondere der Femur), das kraniofaziale und Thorax-Skelett. Die polyostotische Form kann sich mit extraossären Krankheitsmanifestationen verbinden, wie zum Beispiel Café-au-lait Naevi und Pubertas praecox (Albrightsche Erkran-kung).

In Abhängigkeit vom Vorherrschen der fibrö-sen oder der ossären Komponente ist *im Rönt-genbefund* entweder die Osteolyse oder die Kno-chenneubildung (in Form einer milchglasartigen Verdichtung) vorherrschend. Diese Variationen in der «Knochendichte» sind nicht vom Alter der

74

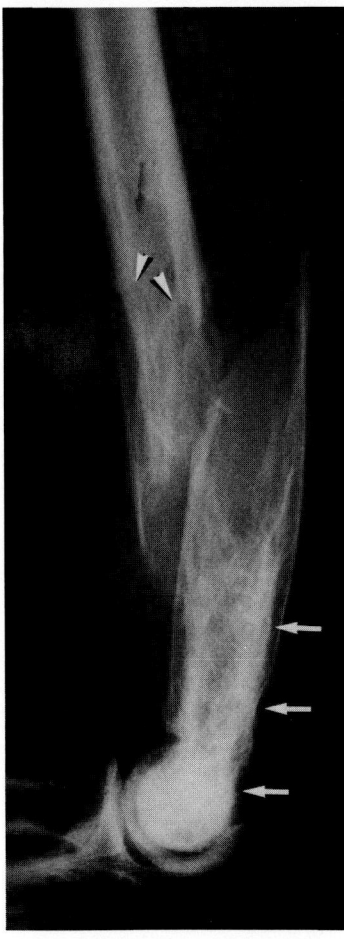

*Abb. 63: **Morbus Paget** des Humerus mit pathologischer Fraktur.*
Geographische Osteolyse, durch Sklerosesaum vom nicht befallenen Schaftteil abgesetzt (►). Sklerosebezirke mit beginnender «Mosaikstruktur» (→). Auftreibung des Humerusschaftes im befallenen Bereich.

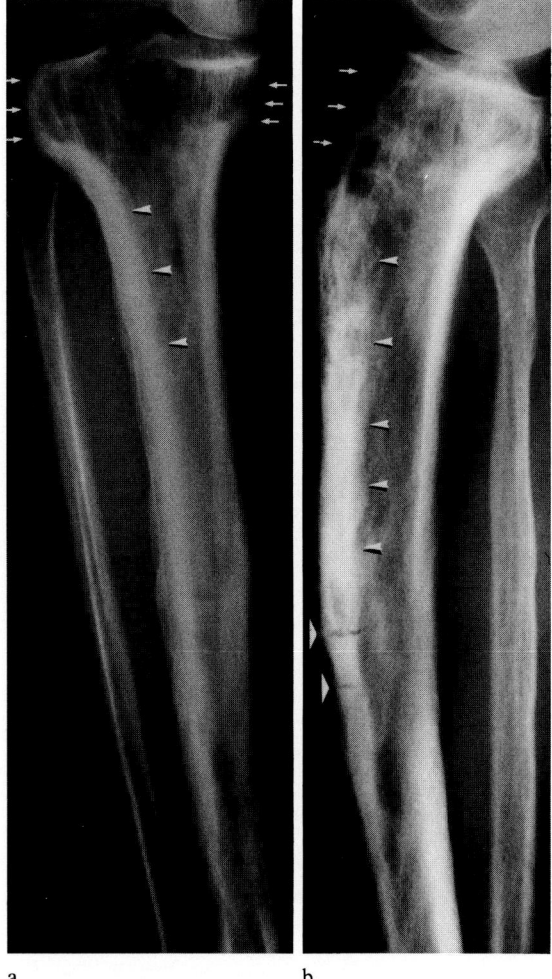

a   b

*Abb. 64: **Morbus Paget** der Tibia.*
Durch Osteolyse und -Sklerose bedingte, unregelmässige Strukturierung des Knochens (→). Verdickung und Aufsplitterung der Kortikalis (►). Inkomplette, senkrecht zur Kortikalis verlaufende Frakturen (▶). Tibia durch die Umbauvorgänge deformiert und verdickt.

Läsion oder des Patienten abhängig, sondern allein vom Gehalt des dysplastischen Gewebes an Kalzium.

Die osteolytische (zystische) Form beinhaltet eine geographische Osteolyse mit Sklerosesaum, welche nicht selten fleckförmige Verkalkungen enthält und von Septen durchzogen ist. Die angrenzende Kortikalis kann von innen her verdünnt, jedoch auch verdickt sein *(Abb. 67)*. Häufig ist der Knochen im Bereiche der Läsion aufgetrieben und weist dann ein seifenblasenartiges Aussehen auf; in dieser Form findet sich die Erkrankung typischerweise an den Rippen *(Abb. 68)*. In der Tat stellt die fibröse Dysplasie die häufigste Ursache eines die Rippe auftreibenden (und damit radiomorphologisch benignen) osteolytischen Prozesses dar. Bei *der osteoplastischen Form* tritt an Stelle der normalen Knochenstruktur eine milchglasartige Verdichtung, welche nicht mehr zwischen Spongiosa und Kompakta unterscheiden lässt *(Abb. 69)*. Auch in dieser Form kann die Läsion mit einer Auftreibung des Knochens verbunden sein und findet sich typischerweise am Schädel, wo die Erkrankung dann auch als Leontiasis ossea bezeichnet wird. Für dieselbe charakteristisch ist der einseitige Befall und die auffallend kräftige Sklerosierung *(Abb. 70)*.

75

Die beiden radiologischen Formen der fibrösen Dysplasie können nicht nur getrennt, sondern auch *in Kombination* vorkommen und dann ein recht bizarres Bild bieten, so dass bei jeder osteolytischen oder osteoplastischen Läsion mit benignem Charakter (vor allem im jugendlichen Alter) an die Möglichkeit einer fibrösen Dysplasie gedacht werden muss (Abb. 67b). Die durch das dysplastische Gewebe bedingte Schwächung des Knochens kann einerseits pathologische Frakturen (meist inkomplette), andererseits Verbiegungen zur Folge haben. Besonders typisch ist die hirtenstabartige Deformation des proximalen Femurs, die ausschliesslich bei der polyostotischen Form in Folge von Druckbelastung und wiederholten Spontanfrakturen auftritt *(Abb. 71)*.

Röntgensymptome der fibrösen Dysplasie

Osteolytische Form

Kombinations-Form

Osteoplastische Form

– Geographische Osteolyse mit
  – Sklerosesaum
  – Fleckförmigen Verkalkungen
  – Septen
– Volumenzunahme des Knochens
– Verbiegungen
– Inkomplette Frakturen

– An Stelle von Spongiosa und Kompakta milchglasartige Verdichtung
– Volumenzunahme des Knochens

seifenblasenartiges Aussehen

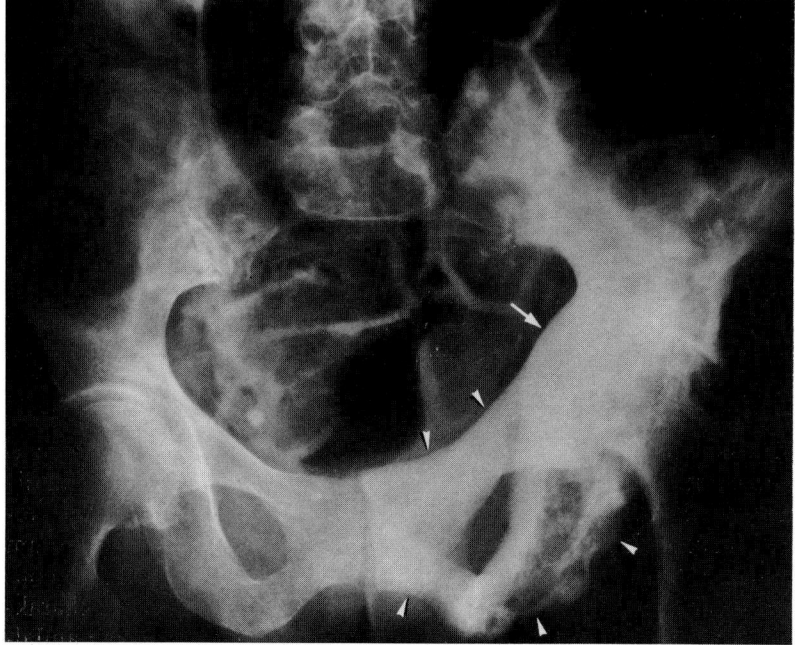

*Abb. 65: **Morbus Paget** der linken Beckenhälfte.*
Wegen der starken Sklerosierung können hier differentialdiagnostische Schwierigkeiten zu osteoplastischen Prostatakarzinommetastasen bestehen. Die Verdickung (▶) und Verbiegung (Protrusio acetabuli [→]) sprechen jedoch für die Paget-Genese.

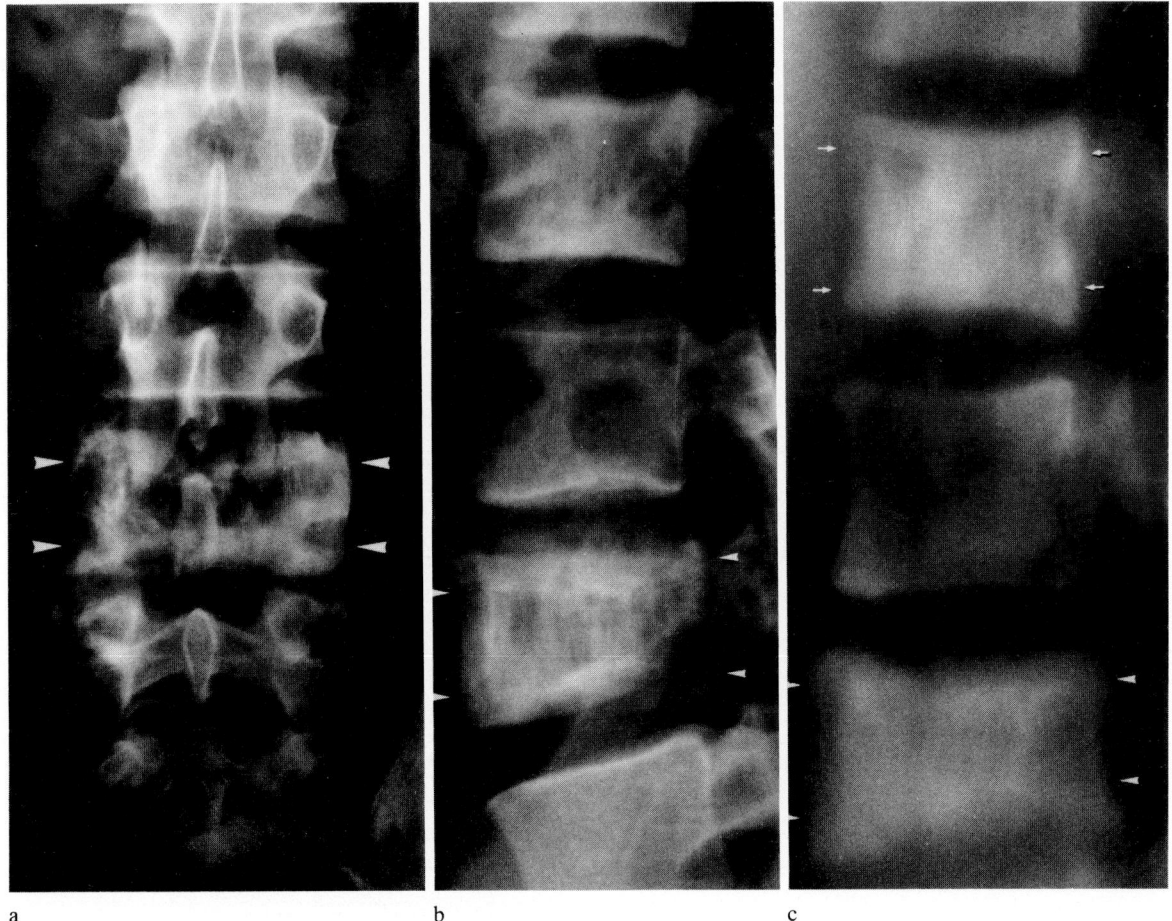

a   b   c

*Abb. 66: **Morbus Paget** des 4. Lendenwirbelkörpers.*

Der befallene Wirbelkörper ist sowohl im ap (a) wie seitlichen (b) Strahlengang deutlich grösser als die anderen Lendenwirbel (►). Zudem besteht eine unregelmässige Strukturierung mit Vorherrschen der Sklerosierung. Vergleiche dazu die normale Form und Grösse des durch *osteoplastische Metastasierung* (Prostatakarzinom) sklerosierten *2. Lendenwirbelkörpers*, die jedoch nur im Tomogramm (c) eindeutig zu erkennen ist (→).

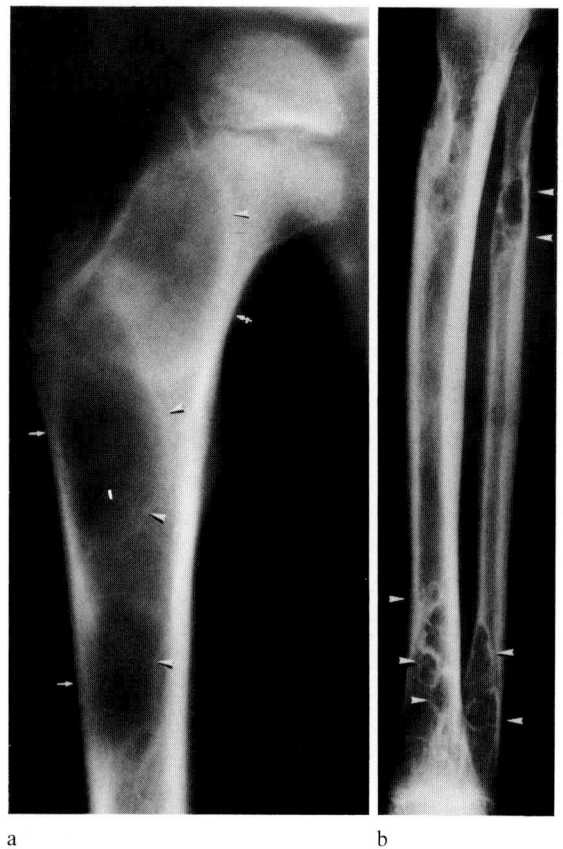

a   b

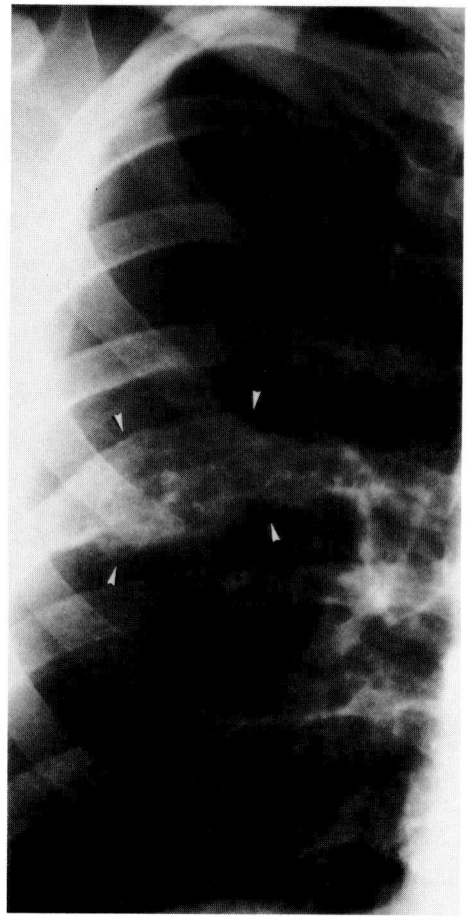

*Abb. 67: **Fibröse Dysplasie** (osteolytische Form).
a) Proximaler Femur.
b) Unterschenkel.

Von einem Sklerosesaum (►) umgebene, geographische Osteolysen. Kortikalis teils verdünnt (→), teils verdickt (↔).

*Abb. 68: **Fibröse Dysplasie** (osteolytische Form) der 7. Rippe rechts.

Typische, seifenblasenartige Auftreibung der befallenen Rippe (►).

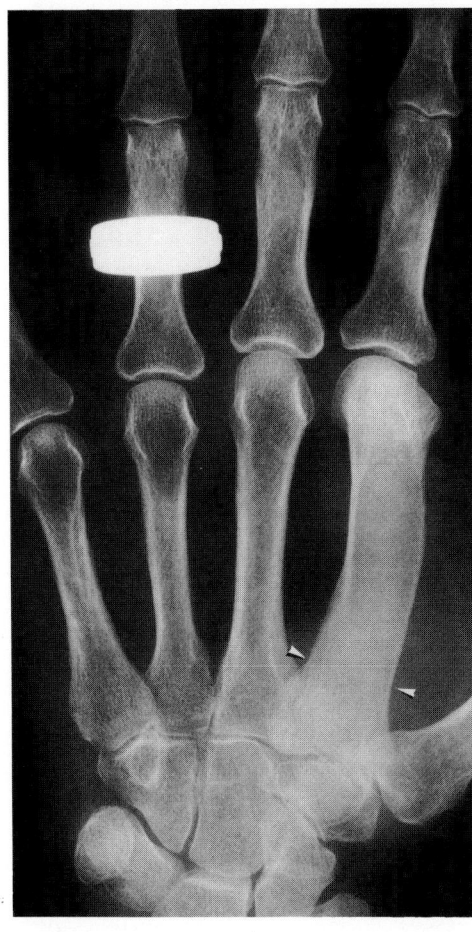

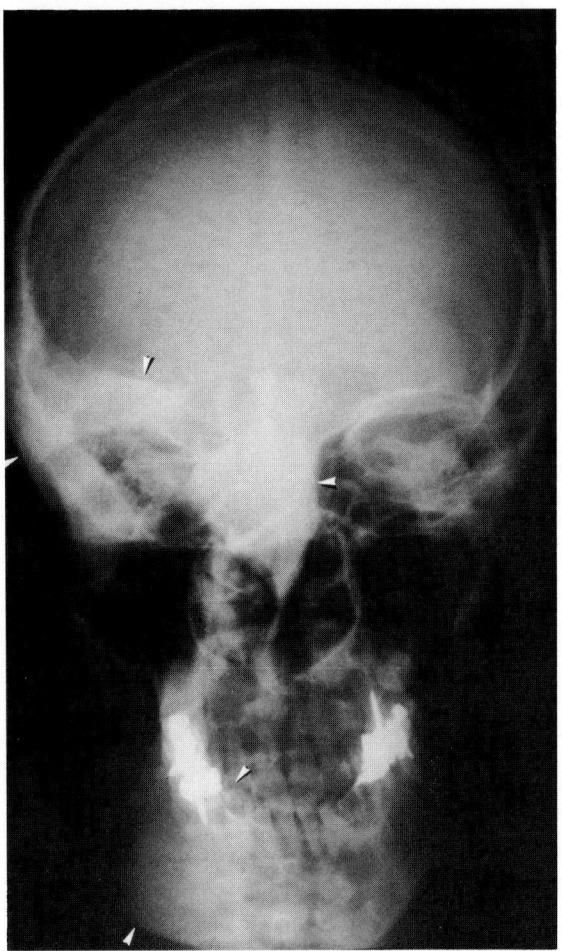

Abb. 69: **Fibröse Dysplasie** (osteoplastische Form) des Metakarpale II.

Milchglasartige Verdichtung des deutlich verdickten 2. Metakarpaleknochens, mindestens teilweise die eindeutige Differenzierung in Kortikalis und Spongiosa verwischend (▶).

Abb. 70: **Fibröse Dysplasie** des Schädels (Leontiasis ossea).

Auffallend starke Sklerosierung sowie Verdickung des Knochens im Bereiche der befallenen rechten Gesichtsschädelhälfte (▶).

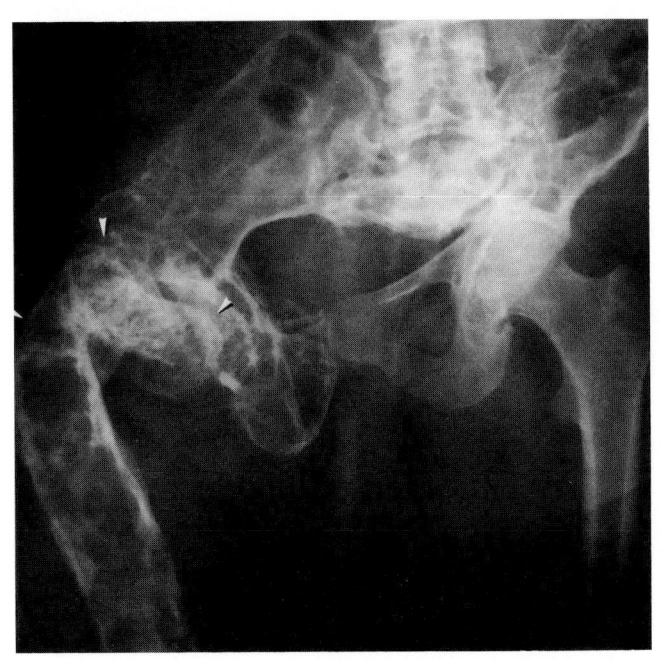

Abb. 71: **Fibröse Dysplasie** des Beckens und proximalen rechten Femurs (gemischte Form).

Neben einer starken Deformierung des Beckens besteht eine typische hirtenstabartige Verkrümmung des Femurs (▶).

Indirekte Fraktursymptome

Wie im Kapitel «Grundlagen der Untersuchungstechnik», Seite 10, dargelegt, kommen undislozierte Frakturen unter bestimmten Bedingungen in den Standardprojektionen (anteroposteriore und seitliche Aufnahmerichtung) nicht zur Darstellung. Diese ungünstigen Voraussetzungen sind dann gegeben, wenn die Frakturspalte nicht parallel zur Strahlenrichtung verläuft. In solchen Fällen gewinnen extraossäre Röntgensymptome, die indirekt das Vorhandensein einer Fraktur anzeigen, besondere Bedeutung, indem sie den Untersucher veranlassen, die ossäre Läsion mittels Zusatzaufnahmen in schräger Strahlenrichtung, eventuell sogar mit Tomogrammen

radiologisch nachzuweisen. Extraossäre Frakturhinweise ergeben sich einerseits aus Blutungen in vorbestehende Hohlräume (Gelenke, Nasennebenhöhlen), andererseits aus frakturbedingten Weichteilhämatomen und gehören somit ins Gebiet der Weichteildiagnostik. Letztere kommt selbstverständlich nur dann zum Tragen, wenn die Weichteile sowohl in aufnahmetechnischer Hinsicht erfasst, als auch bei der Interpretation des Röntgenbildes mitberücksichtigt werden.

Der radiologische Nachweis einer *intraartikulären Blutung* ist nicht nur ein quantitatives Problem, sondern an bestimmte morphologische Voraussetzungen geknüpft, die am Ellbogen- und

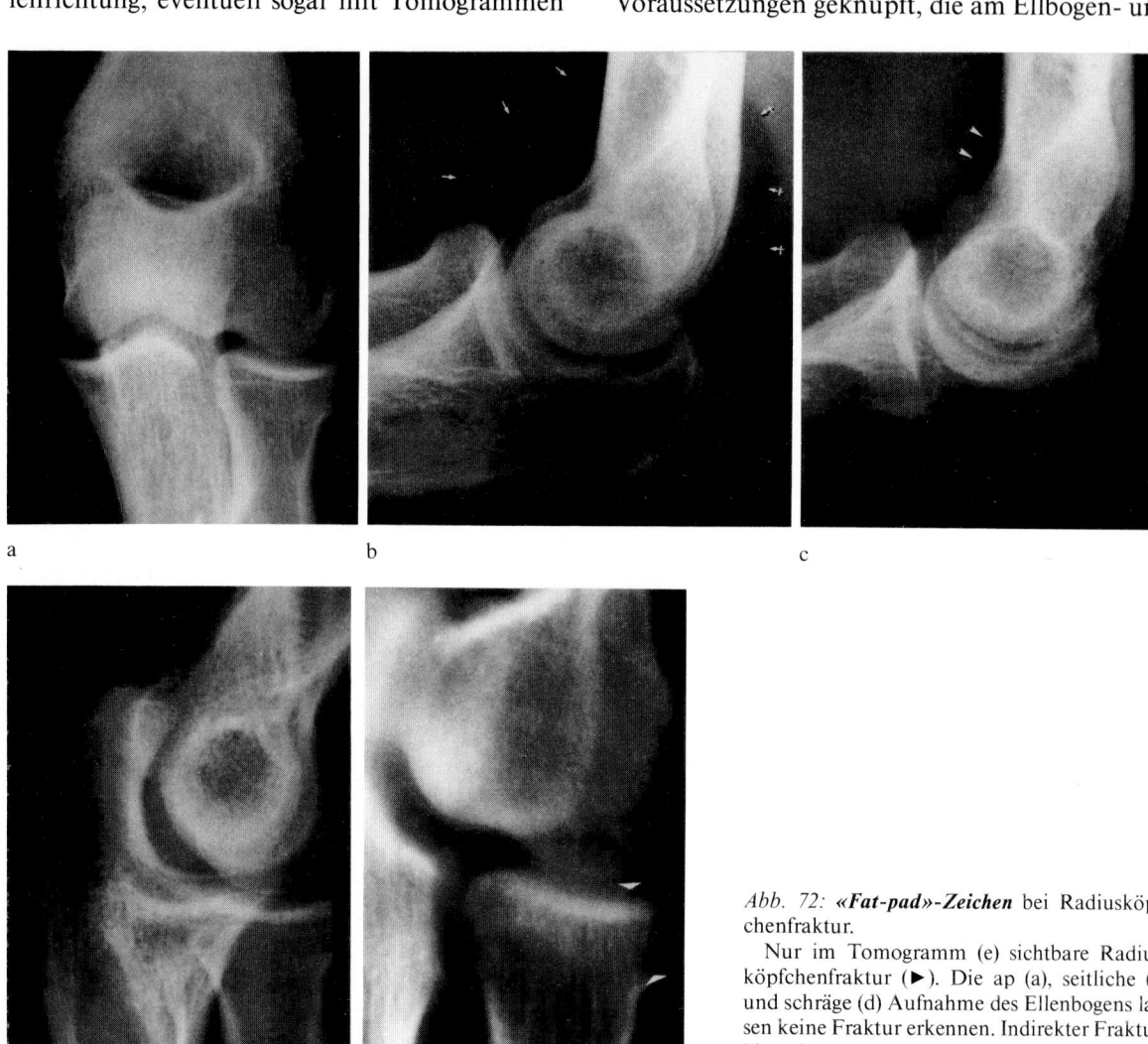

a   b   c

d   e

Abb. 72: «*Fat-pad*»-*Zeichen* bei Radiusköpfchenfraktur.

Nur im Tomogramm (e) sichtbare Radiusköpfchenfraktur (▶). Die ap (a), seitliche (b) und schräge (d) Aufnahme des Ellenbogens lassen keine Fraktur erkennen. Indirekter Frakturhinweis durch vorderes (→) und hinteres (↦) «Fat-pad»-Zeichen (b). Vergleiche dazu normaler Ellenbogen der gesunden Gegenseite (c): das intrakapsuläre Fettpolster liegt der Humerusvorderfläche direkt an (►).

Kniegelenk – im Gegensatz zu den übrigen Gelenken – besonders günstig sind. *Am Ellbogengelenk* führt der blutige (oder seröse) Erguss zu einer Ausspannung der Gelenkskapsel, die im Röntgenbild an der konsekutiven Verlagerung des ihr anhaftenden Fettgewebes zu erkennen ist («fat pad sign» = Fettpolsterzeichen). Normalerweise liegt auf der Seitenaufnahme des rechtwinklig gebeugten Ellbogens das vordere intrakapsuläre Fettpolster – zwischen Membrana synovialis und Membrana fibrosa – der Humerusvorderseite in der Fossa coronoidea als tropfenförmige, etwa 5 mm breite Schwärzungszone direkt an (Abb. 72c). Eine Abhebung dieses Fettpolsters von der

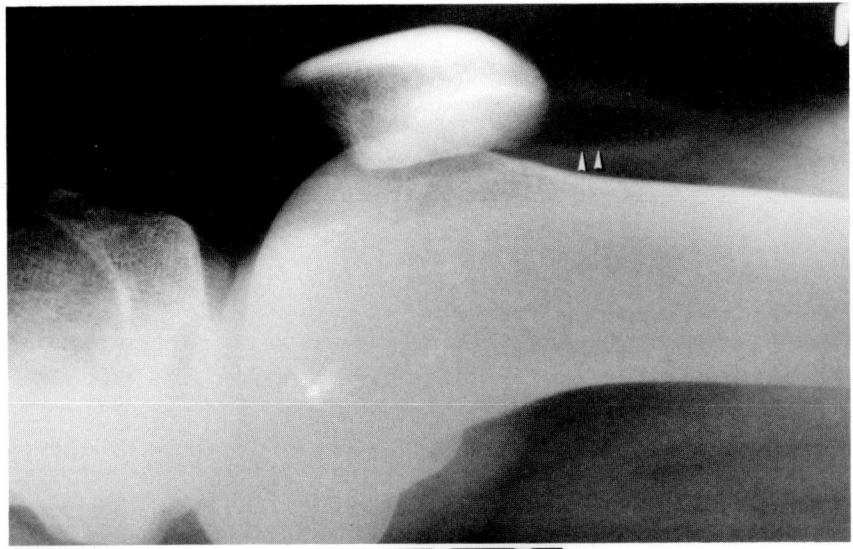

Abb. 73:

a) *Fett-Blut-Spiegel im Recessus suprapatellaris* (➤).

b) Die Fraktur des medialen Condylus femoris (→) war nur im Tomogramm erkennbar, während die hier nicht abgebildete ap-Übersichtsaufnahme sowie zwei Schrägaufnahmen die Fraktur nicht erkennen liessen.

a

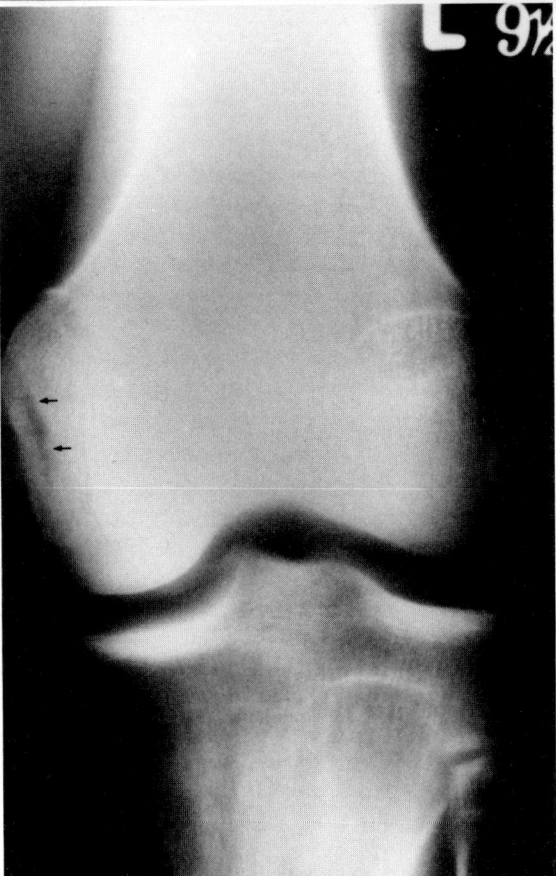

b

Humerusvorderfläche ist gleichbedeutend mit Ergussbildung und impliziert im Anschluss an ein Trauma die Suche nach der sie verursachenden Fraktur, beziehungsweise das Anfertigen von Zusatzaufnahmen, insofern die anteroposteriore und seitliche Aufnahme keine knöcherne Läsion erkennen lässt *(Abb. 72).* Das hintere intrakapsuläre Fettpolster ist normalerweise nicht zu erkennen, da es sich dem Humerus in der Fossa olecrani eng anschmiegt. Ein Erguss verdrängt das hintere Fettpolster aus der Fossa olecrani und macht es auf der Seitenaufnahme des Ellbogens als rundliche Schwärzungslinie sichtbar. In Zweifelsfällen wird die Ergussdiagnose und damit die Indikation zur radiologischen Weiterabklärung durch den Vergleich mit der gesunden Gegenseite wesentlich erleichtert.

Am Kniegelenk offenbart sich eine ergussbedingte Volumenzunahme vor allem im Bereiche des Recessus suprapatellaris. Allerdings ist ein blutiger Gelenkerguss hier nicht zwangsläufig an eine intraartikuläre Fraktur geknüpft, sondern er kann auch im Zusammenhang mit einer Bänder- oder Meniskusläsion auftreten. Besondere diagnostische Bedeutung gewinnt bei intraartikulären Kniefrakturen jedoch das zusätzliche Austreten von Fett aus dem Markraum ins Gelenk, indem als Folge des unterschiedlichen spezifischen Gewichtes von Blut und Fett ein Schichtungsphänomen resultiert (Holmgrensches Zeichen).

Der Nachweis desselben ist jedoch an eine Seitenaufnahme mit horizontalem Strahlengang gebunden, das heisst, die seitlich an das Kniegelenk gelegte Röntgenfilmkassette muss hochkantig auf den Untersuchungstisch gestellt werden. Unter dieser Voraussetzung lässt sich die Überschich-

tung des Fettes über das Blut aufgrund der unterschiedlichen Strahlenabsorption als Spiegelbildung erkennen *(Abb. 73)*. Um diesen wertvollen indirekten Frakturhinweis in jedem Fall ausnützen zu können, sollte im Anschluss an ein Trauma die seitliche Aufnahme des Kniegelenkes stets mit horizontalem Strahlengang durchgeführt werden. Lässt diese zusammen mit der anteroposterioren Aufnahme keine Fraktur erkennen, so müssen beim Vorliegen eines Fett-Blutspiegels Zusatzaufnahmen mit nach innen und aussen ro-

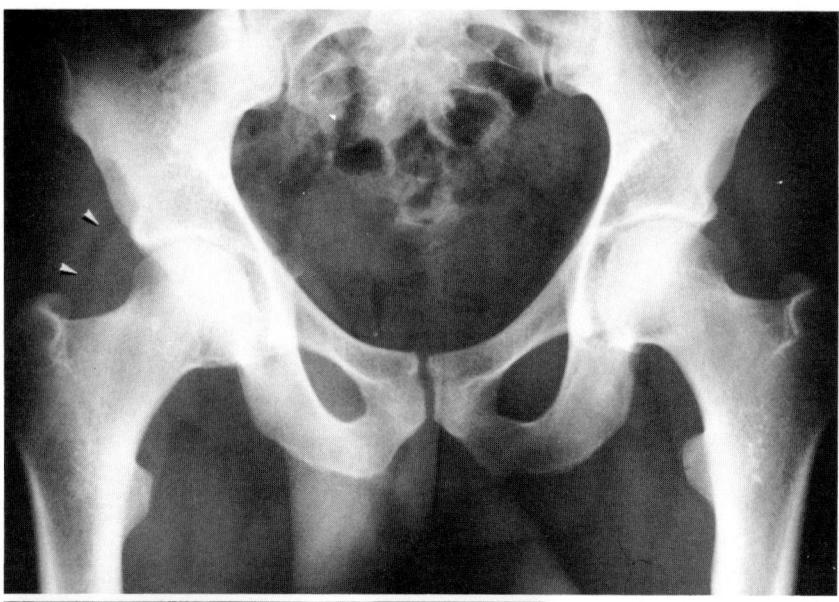

Abb. 74: *Acetabulumfraktur rechts.*

a) Beckenübersicht mit ergussbedingter (Hämarthros) Verlagerung des perimuskulären Fettstreifens (►) als indirekter Frakturhinweis.
b) Ins Acetabulum reichende Frakturlinie (→), die in der Beckenübersicht (a) nicht eindeutig zu erkennen ist.

a

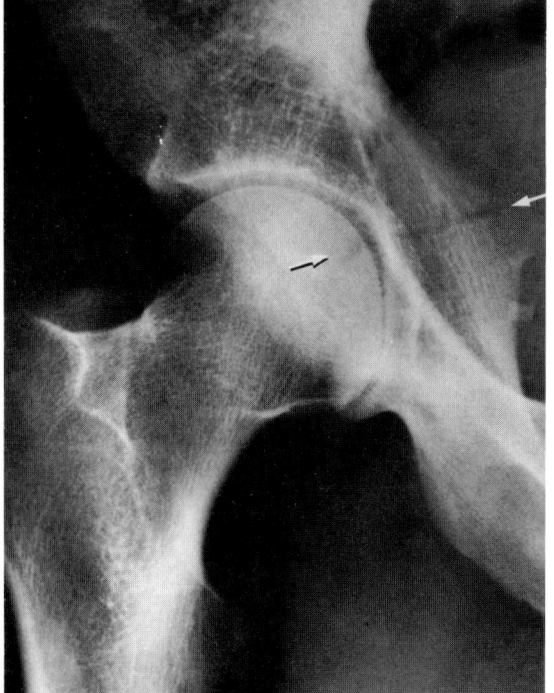

b

tiertem Bein, und bei negativem Befund auch Tomogramme angefertigt werden.

Im Vergleich zum Ellbogen und Kniegelenk gestaltet sich der Ergussnachweis in den übrigen Gelenken bedeutend schwieriger. Am ehesten gelingt er noch im *Hüftgelenk;* hier werden üblicherweise vorhandene, als dunkle (das heisst gegenüber der Umgebung weniger strahlenabsorbierende) perimuskuläre Fettstreifen durch Ergussbildung verlagert, beziehungsweise durch Hämatombildung undeutlich. Da diese Befunde in der Regel diskret sind, können sie meist nur im Vergleich zur gesunden Gegenseite erhoben werden. Auch sie implizieren Zusatzaufnahmen, sofern die Standard-projektionen im Anschluss an ein Trauma keine Fraktur erkennen lassen *(Abb. 74)*.

Bei Schädeltraumen können Blutungen in die Nasennebenhöhlen (insbesondere in die Kieferhöhlen und den Sinus sphenoidalis), die sich radiologisch als Spiegelbildungen manifestieren, zu wichtigen indirekten Zeichen von Gesichts-

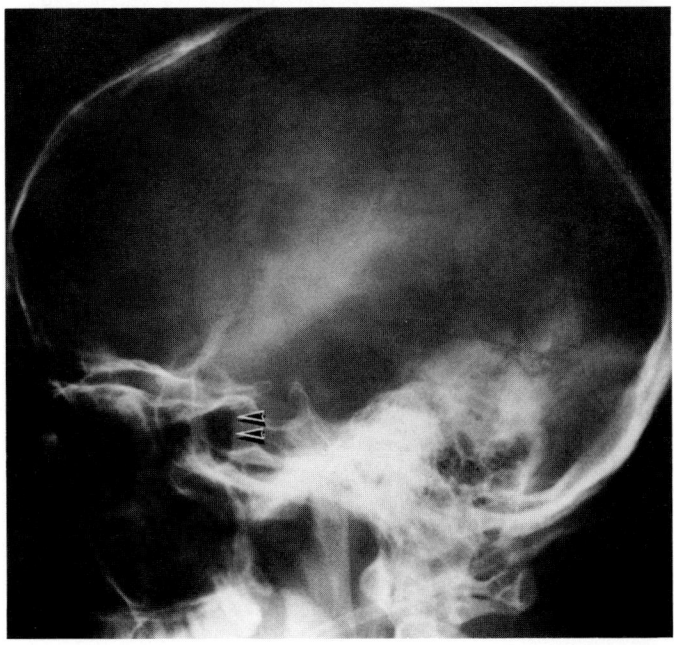

Abb. 75: **Haematosinus sphenoidalis.**
Spiegelbildung im Sinus sphenoidalis (▷)
als indirekter Hinweis für eine radiologisch
nicht erkennbare Schädelbasisfraktur nach
Schädeltrauma.

schädel- und Schädelbasisfrakturen werden, wenn auf Übersichts-Aufnahmen keine ossäre Läsion zu erkennen ist *(Abb. 75).* In solchen Fällen liefern in der Regel nur Tomogramme den eindeutigen Frakturnachweis, da wegen der Komplexität der Schädelanatomie und der damit verbundenen Überlagerungseffekte auch in verschiedenen Schädelpositionen, beziehungsweise Strahlenrichtungen durchgeführte Übersichtsaufnahmen meist nicht zum Ziele führen.

Im Zusammenhang mit Gesichtsschädelverletzungen bedeutsam ist das Auftreten von Luft in der Orbita *(Abb. 76).* Ein orbitales Emphysem stellt sich in der Regel als Folge einer Ethmoidalzellenfraktur ein, die sich jedoch auch auf Tomogrammen dem Nachweis entziehen kann. In gleicher Weise sind auch intrakranielle Luftansammlungen als indirekte Frakturzeichen zu werten, wobei sich die knöcherne Läsion meist in die mittlere oder vordere Schädelgrube lokalisiert.

Obgleich posttraumatische *Weichteilhämatome* auch ohne Knochenläsion auftreten, können sie in bestimmten Lokalisationen zu indirekten radiologischen Fraktursymptomen werden. Dies trifft insbesondere für den distalen Unterarm- sowie Hals- und Brustwirbelsäulenbereich zu.

Am Vorderarm ist das sogenannte *Pronatorquadratus-Zeichen* indirekter Hinweis auf das Vorliegen einer Fraktur *(Abb. 77).* Der an der Volarseite gelegene Musculus pronator quadratus ist üblicherweise von einer Fettgewebsschicht be-

gleitet, die auf der streng seitlichen Aufnahme des Handelenkes als feiner dunkler Streifen normalerweise geradlinig oder in leicht nach volar konkavem Bogen den Radius begleitet. Eine nach volar zu konvexbogige Verlagerung desselben ist im Anschluss an ein Trauma Ausdruck einer frakturbedingten Hämatombildung und somit Indikation zu Schrägaufnahmen, insofern die anteroposteriore und seitliche Standardposition keine Fraktur erkennen lassen.

Nach einem Wirbelsäulentrauma wird ein *paravertebrales* Hämatom dann zum wichtigen indirekten Frakturhinweis, wenn die angefertigten Röntgenaufnahmen keine ossäre Läsion erkennen lassen. Die durch das Hämatom bedingte Weichteilschwellung kommt jedoch nur an der Hals- und Brustwirbelsäule zur Darstellung, während an der Lendenwirbelsäule der fehlende Dichteunterschied zur Umgebung (Muskulatur, retro- und intraperitoneale Organe) die Erkennung derselben verhindert. Im Bereiche der Brustwirbelsäule führt das Frakturhämatom auf der anteroposterioren Aufnahme zu einer spindelförmigen Verbreiterung des paravertebralen Weichteilbegleitschattens. Dieser Befund lässt im Anschluss an ein Trauma auch ohne Seitenaufnahme eine Wirbelfraktur annehmen, was besonders bei einem **Schwerverletzten,** wo die Umlagerung des Patienten fatale Folgen nach sich ziehen kann, einen wertvollen diagnostischen Hinweis liefert *(Abb. 78).* An der Halswirbelsäule ist die

83

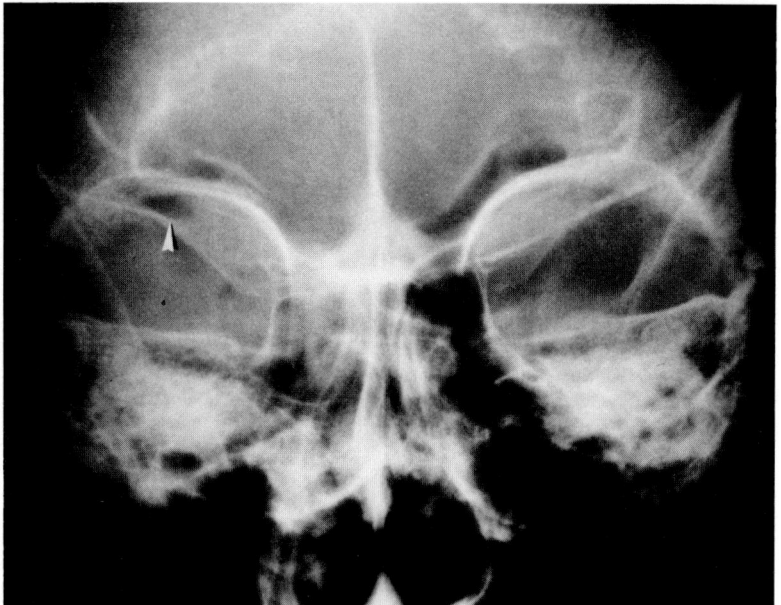

a

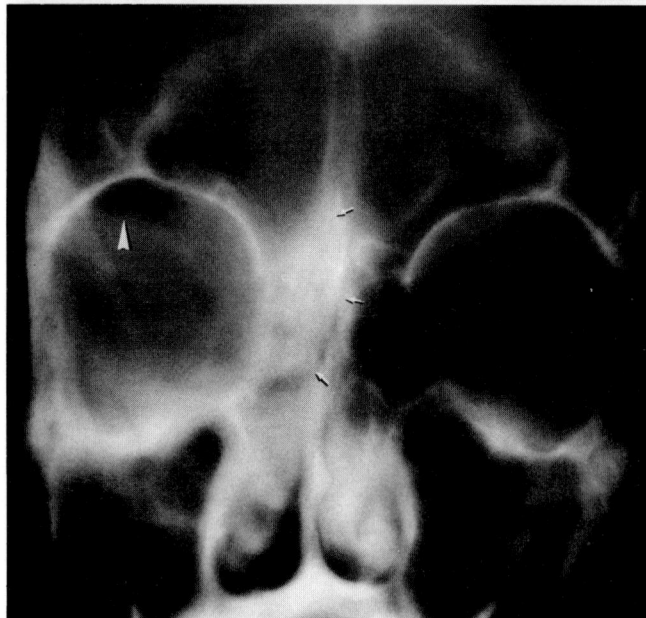

b

Abb. 76: **Orbita-Emphysem** bei
Ethmoidalzellen-Fraktur.

Die intraorbitale Luftansamm-
lung (►), die im Tomogramm (b)
deutlicher zu sehen ist als auf der
ap-Übersicht (a) weist zusammen
mit einer hämatombedingten Ver-
schattung der rechtsseitigen

Ethmoidalzellen →) auf eine radiologisch nicht darstellbare Fraktur im Bereiche der rechtseitigen
Ethmoidalzellen hin.

hämatombedingte Weichteilschwellung nur auf
der Seitenaufnahme diagnostizierbar und an dem
über 7 mm verbreiterten Abstand zwischen Wir-
belsäulenvorder- und Tracheahinterseite zu erkennen. Ist in einem solchen Fall der ossäre Befund im ap- und seitlichen Strahlengang negativ,
so muss der Frakturhinweis mittels Schrägaufnahmen und eventuell Tomogrammen angestrebt
werden.

Zusammenfassend stellen indirekte Fraktur-
symptome in folgender Form und Lokalisation
ein wertvolles diagnostisches Hilfsmittel dar:

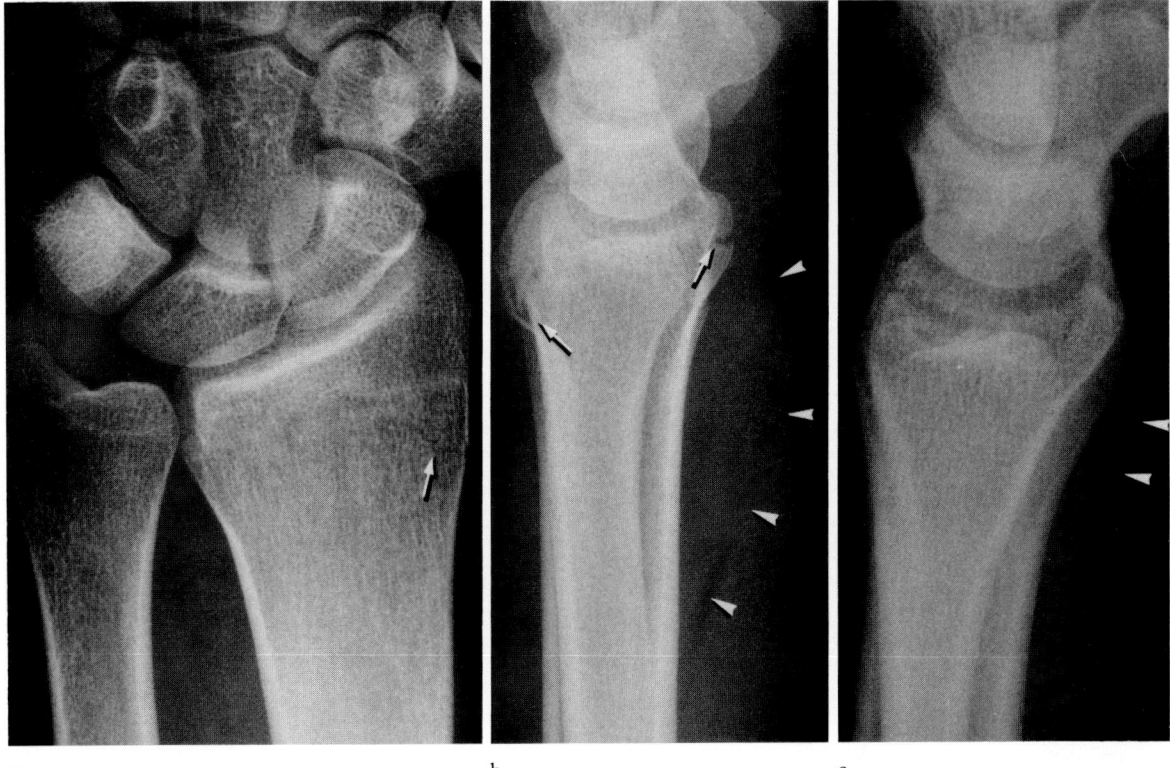

a   b   c

Abb. 77: **Pronator-quadratus-Zeichen** bei distaler Radiusfraktur.
Durch Hämatom bedingte Verlagerung des entlang dem Musculus pronator quadratus verlaufenden Fettgewebsstreifens (➤)
auf der Seitenaufnahme (b); Vergleiche mit normaler Gegenseite (c). Fraktur (→).

Indirekte Frakturzeichen (= Weichteilsymptome!)

  – Gelenkserguss   (Bei intraartikulären Frakturen)
     Insbesondere: – Fettpolsterzeichen am Ellbogen
                            – Holmgrensches Zeichen am Knie

  – Hämatosinus
     Orbitaemphysem   }   Bei Gesichtsschädel- und Schädelbasisfrakturen
     Luft im Schädelinnern

  – Weichteilhämatom
     Insbesondere: – Pronator-quadratus-Zeichen am Vorderarm
                            – Paravertebrales Hämatom (Wirbelfrakturen)

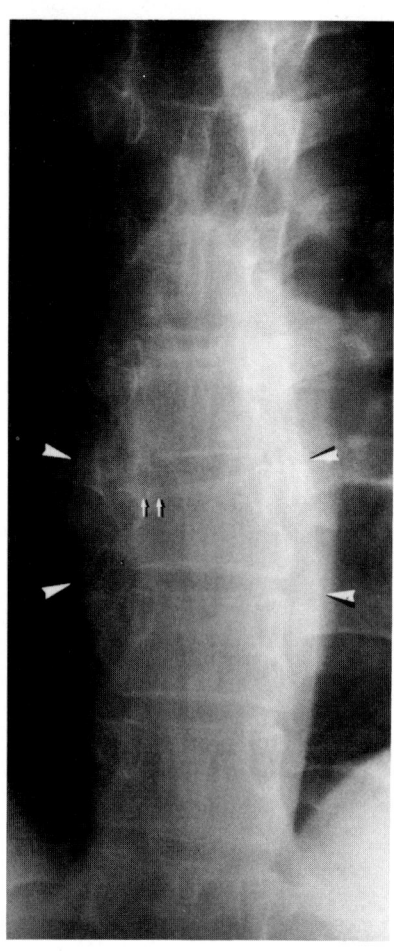

Abb. 78: **Paravertebrales Hämatom bei Wirbelfraktur.**
Die hämatombedingte, spindelförmige Verbreiterung des
paravertebralen Weichteilbegleitschattens (➤) ist indirekter Hinweis für eine frische Fraktur des entsprechenden Wirbelkörpers (→).

Literaturhinweise

Für eine umfassende Information über die Skelett-Radiologie sei auf folgende Nachschlagewerke verwiesen:

EDEIKEN, J., HODES, PH. J.: Röntgendiagnosis of diseases of bone. Williams and Wilkins, Baltimore 1973, 2nd Ed.

MURRAY, R.O., JACOBSON, H.G.: The radiology of skeletal disorders. Churchill-Livingstone, Edinburgh/London 1977, 2nd Ed.

SCHINZ, H.R. et al.: Lehrbuch der Röntgendiagnostik. Bd II, Skelett. Thieme, Stuttgart 1979.

Sachregister